dr. med. ulrich
strunz

der gen-trick

Originalausgabe

in der Penguin Random House Verlagsgruppe GmbH,
Neumarkter Straße 28, 81673 München
www.heyne.de

produktsicherheit@penguinrandomhouse.de
(Vorstehende Angaben sind zugleich Pflichtinformationen nach GPSR)

Redaktion: Evelyn Boos-Körner
Bildredaktion: Tanja Zielezniak
Coverdesign: Eisele Grafik-Design, München
Layout/Satz: Buch-Werkstatt GmbH, Bad Aibling/Kim Winzen
Druck und Bindung: Alcione, Lavis (Trento)

Printed in Italy

MIX
Papier | Fördert gute Waldnutzung
FSC® C147178

Penguin Random House Verlagsgruppe FSC®-N001967

ISBN: 978-3-453-21896-3

Dank

Ich danke Anne Jacoby und Dr. Kristina Jacoby für ihre großartige Unterstützung.

Haftungsausschluss

Die Ratschläge in diesem Buch sind sorgfältig erwogen und geprüft. Sie bieten jedoch keinen Ersatz für kompetenten medizinischen Rat. Alle Angaben in diesem Buch erfolgen daher ohne jegliche Gewährleistung oder Garantie seitens des Autors und des Verlages. Eine Haftung des Autors bzw. des Verlages und seiner Beauftragten für Personen-, Sach- und Vermögensschäden ist ausgeschlossen.

Bildnachweis

Covermotiv: Shutterstock (Starline)
Grafiken und Schmuckvignetten: Buch-Werkstatt GmbH/Kim Winzen
Privatarchiv Dr. med. Ulrich Strunz: 7; **Buch-Werkstatt GmbH/Kim Winzen** unter Verwendung von: 28, 29, 31 (Shutterstock.com/VectorMine), 47 (Shutterstock.com/Branko Devic), 58 (Shutterstock.com/Alexander), 70 (ALIOUI MA), 78 (Shutterstock.com/TarikVision), 88 (Shutterstock.com/BlueRingMedia), 92 (Shutterstock.com/Kooto), 110, 140, 158, 176, 192, 214 (Shutterstock.com/TarikVision), 208 (Shutterstock.com/Designua); iStockphoto: 49 (selvanegra); **Shutterstock.com:** 8 (baranq), 15 (ORION PRODUCTION), 20 (offset/Design Pics), 22 (Halfpoint), 24 (Sebastian Kaulitzki), 25 (nobeastsofierce), 26 (MiniStocker), 32 (10 Cows Photos), 34 (Hossain Amir), 45 (Tanhu), 46 (EchelonIMG), 52 (Kateryna Kon), 56 (Chinnapong), 57 (Jarun Ontakrai), 62 (frantic00), 63 (Juan Gaertner), 65 (Andy_3D), 72 (Standret), 76 (Explode), 80 (Robert Kneschke), 93 (Lopolo), 96 (Rick's Photography), 99 (Viktoriia Likhonosova), 102 (vchal), 105 (Kletr), 106 (PeopleImages.com - Yuri A), 108 (Pixel-Shot), 112 (Desianasukasuka), 116 (Suphachai Wai), 117 (natrot), 119 (New Africa), 123 (Patricia Perez R), 125 (voronaman), 126 (Stock 4you), 127 (fizkes), 130 (Drazen Zigic), 137 (igoradl), 142 (PeopleImages.com - Yuri A), 150 (Juice Dash), 151 (Barou abdennaser), 157 (Lopolo), 160 (fizkes), 169 (l i g h t p o e t), 170 (Dr. Norbert Lange), 173 (PeopleImages.com - Yuri A), 174 (TetianaKtv), 178 (Mongkolchon Akesin), 180 (Gudman), 185 li. (Mad-Max7), 185 re. (Dionisvera), 194 (simona pilolla 2), 198 (Jenoche), 205 (Alliance Images), 212 (encierro)

dr. med. ulrich
strunz

der gen-trick

Das Geheimnis der Epigenetik

Gute Gene einschalten, Krankheiten vorbeugen und heilen, lange und gesund leben – das Geheimnis der Epigenetik

HEYNE

Inhalt

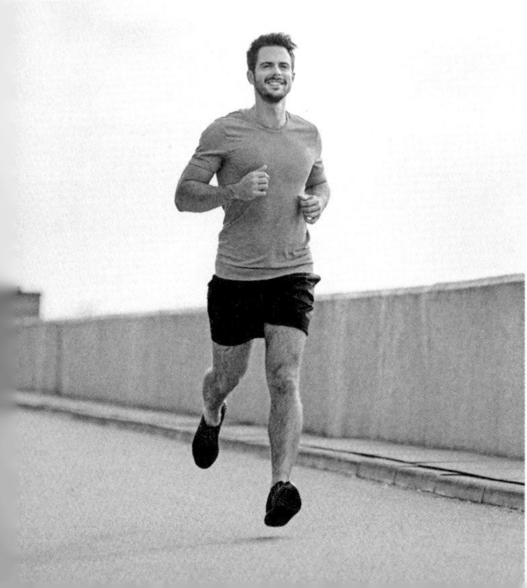

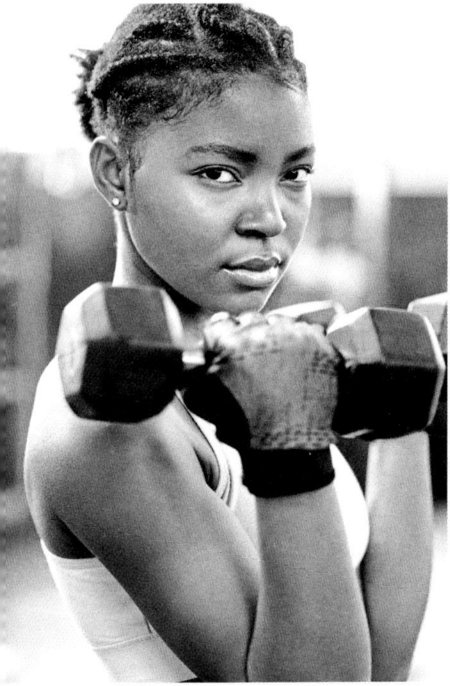

Epigenetik für gute Gefühle

Blick in die Zukunft der Epigenetik

Die wichtigsten Nährstoffe für eine optimale Epigenetik

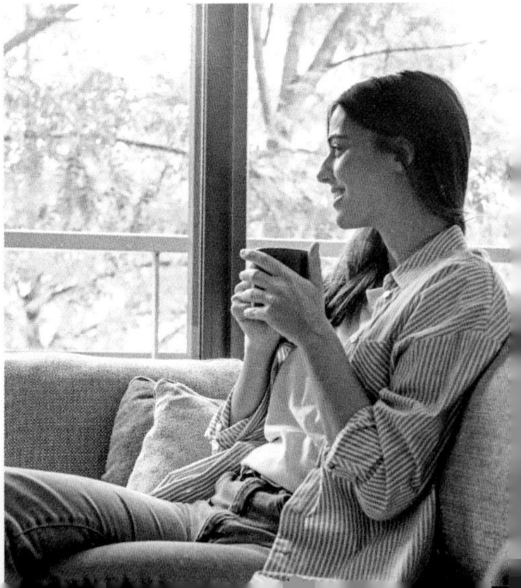

Gene steuern Sie … nicht!

Wie wissen die Zellen auf Ihrer Nasenspitze, dass sie Nasenspitzenhautzellen sind und nicht etwa Leberzellen? Warum ist das eine Zwillingskind anfälliger für bestimmte Krankheiten, während das andere gesund bleibt, obwohl ihre Gene identisch sind? Wie kann sich eine Raupe in einen Schmetterling verwandeln, obwohl sie vorher und nachher die gleichen Gene hat? Und warum wird aus einer normalen Babybiene eine Königin, nur weil sie spezielles Futter bekommt? Die Antwort auf all diese Fragen heißt: Epigenetik.

Das Präfix »epi« in Epigenetik kommt aus dem Griechischen und bedeutet »auf« oder »über« – es ist der Code, der auf den Genen sitzt und darüber entscheidet, welche Gene in einer Zelle »an-« oder »ausgeschaltet« werden, ohne dabei die Gene selbst zu verändern. Epigenetik ist der Grund, warum unsere Zellen genau wissen, welche Aufgabe sie haben – oder warum eine Biene plötzlich zur Königin wird. Gene sind nur die Bauanleitung für unseren Körper: Nasenform, Haarfarbe, Schuhgröße, welches Organ wo hingehört und was wie repariert werden soll – all das steht im genetischen Code. Einen Teil dieses Codes erben wir, der andere Teil entsteht durch unseren Lebensstil: wie wir essen, wie wir arbeiten, wie wir uns bewegen, wie viel Stress wir haben. Das ist die Welt der Epigenetik. Und jetzt wird's spannend: **Ihre Gene können Sie nicht ändern – aber Ihre Epigenetik sehr wohl!**

Das macht die Epigenetik zu einem so faszinierenden und vielversprechenden Forschungsgebiet. Sie bietet uns wunderbare neue Möglichkeiten, unser Leben gesünder und glücklicher zu gestalten. Messbar! Epigenetik hilft uns zu verstehen, wie sich Prozesse in unseren Zellen verändern, wenn wir Sport treiben, gesünder essen, besser schlafen oder mehr meditieren – und dadurch entspannter werden.

Schalten Sie um auf gesund

Veränderungen, die früher unerklärlich schienen, sind heute wissenschaftlich erklärbar: Unsere Lebensweise wirkt klar auf unsere Epigenetik, und diese hat einen direkten Einfluss darauf, wie gesund unser Körper ist, unser Gehirn und damit auch unsere Psyche.

Fakt ist: Sogar bei chronischen Krankheiten wie Diabetes oder Herz-Kreislauf-Erkrankungen spielt die Epigenetik eine entscheidende Rolle. Sie hilft uns zu verstehen, wie solche Erkrankungen entstehen und wie wir sie vielleicht sogar beeinflussen können. Fakt ist aber auch: Die vielfältigen Mechanismen, über welche die individuelle Lebensweise die Expressionsmuster unserer Gene beeinflusst, beginnen wir gerade erst in Ansätzen zu verstehen. Umso wichtiger und spannender ist es für mich, dieses neue Wissen für Sie und mit Ihnen gemeinsam zu entdecken. Im Mittelpunkt stehen dabei die kleinen Änderungen im Alltag – etwas mehr Bewegung, häufiger mal eine gesunde Mahlzeit, besserer Schlaf –, die große Auswirkungen auf unsere Gesundheit haben können. Mit diesem Buch möchte ich Sie auf diesem Weg begleiten – hin zu einem gesünderen, einem glücklicheren Leben.

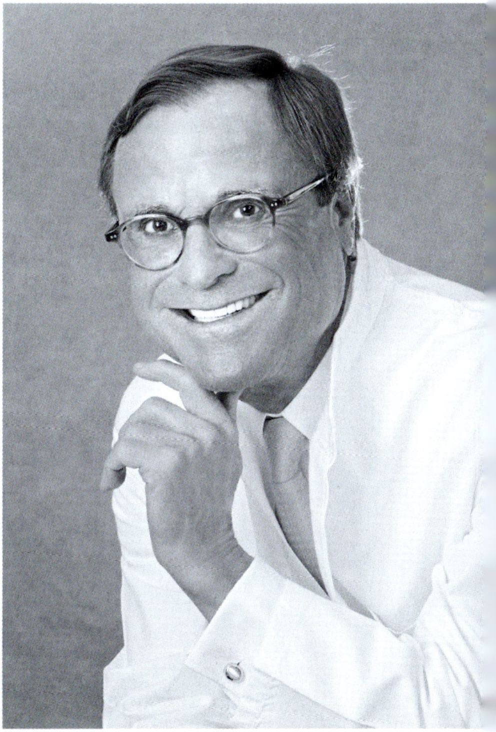

Viel Freude dabei!
Ihr

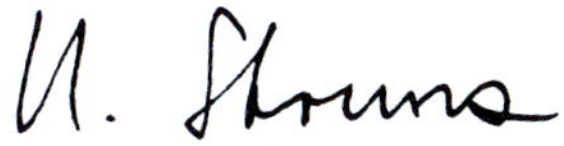

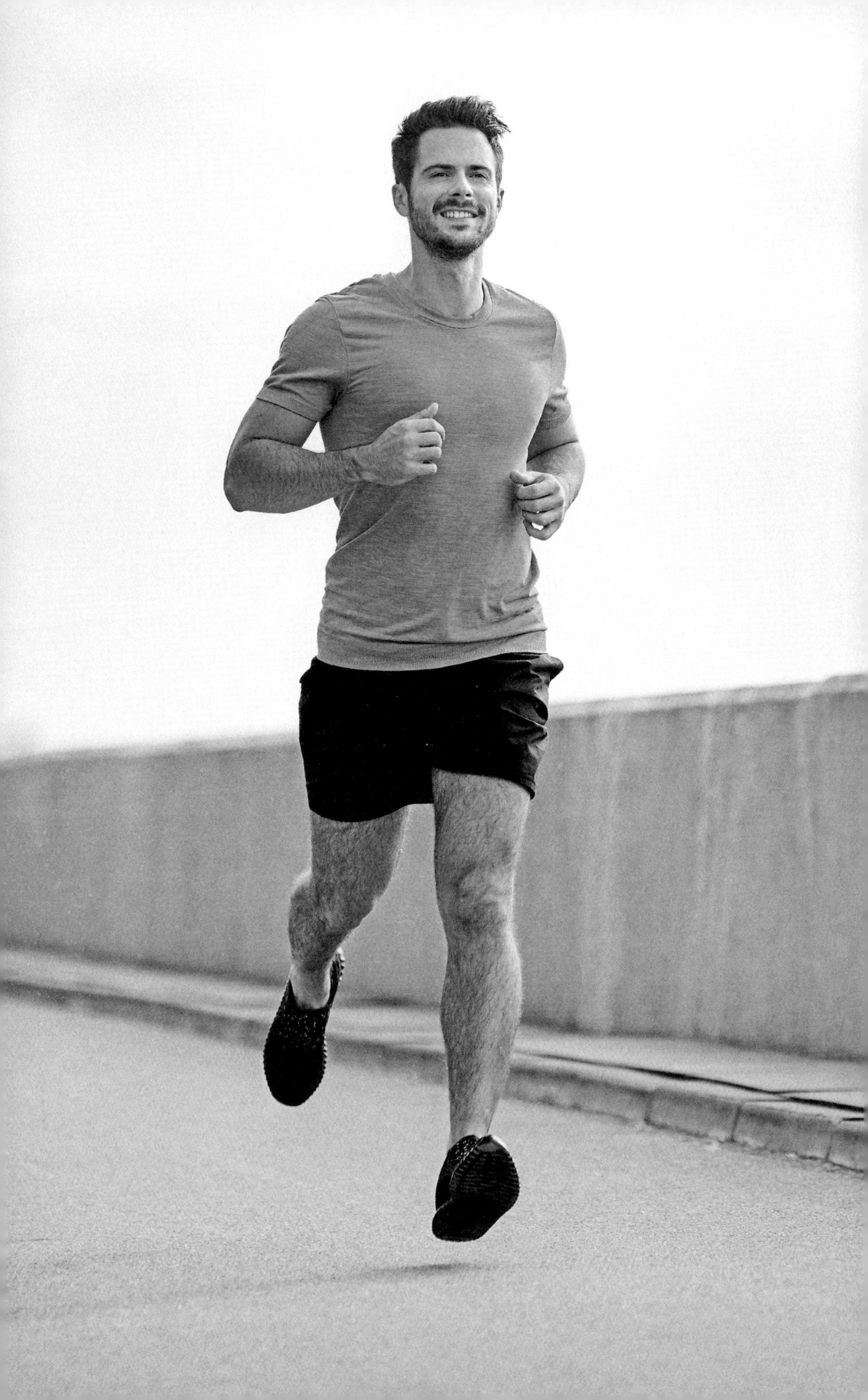

Das Geheimnis des zweiten Gen-Codes

Gene, davon hat fast jeder schon einmal gehört, aber Epigenetik? Was sich dahinter verbirgt, ist noch viel zu wenig bekannt. Dabei ist die Epigenetik so wichtig, um zu verstehen, wie und warum sich viele Prozesse im Körper verändern, wenn man Sport treibt, die Ernährung umstellt, mehr schläft oder meditiert und dadurch entspannter wird. Also genau die Erklärungen für die Veränderungen, die ich bei Sportlern und bei mir selbst gesehen habe, bevor die Forschung erklären konnte, was da im Körper passiert. Die Epigenetik ist aber auch wichtig, um zu verstehen, wie chronische Krankheiten entstehen und wie man sie heilen kann.

Eine heiße Spur

Die Gene liefern den Plan, die Epigenetik bestimmt die Umsetzung – was in der Theorie ein wenig trocken klingt, kann in der Praxis ein ganzes Leben umkrempeln. Meines zum Beispiel. Vor dem 4. Dezember 1988 war ich genetisch der gleiche Mensch wie ein Jahr später – faktisch aber war ich ein ganz anderer. Was war passiert?

Nichts weiter als eine kleine Begegnung. Eine kleine Routineuntersuchung in meiner Praxis – nur dass der Routinetermin von einem Patienten vereinbart worden war, der eigentlich kein Patient war, sondern ein Extremsportler: Hubert Schwarz. Zufällig genau der Hubert, der später mit dem Fahrrad um die ganze Welt gefahren ist, in 80 Tagen. Jedenfalls ließ sich dieser Hubert *nicht* in aller Ruhe untersuchen, sondern schleppte mich spontan vor die Tür.

> »Hopp, Doc, jetzt wird gelaufen!« Na gut. Wenn's unbedingt sein muss, dachte ich. Stolperte los. Rannte weiter. Atmete auf. Grinste breit. Nach acht Kilometern wollte ich nie wieder aufhören. Laufrausch pur. Am nächsten Tag wieder. Und wieder. Und wieder ... Woher ich die Zeit nahm? Den Tag planen, Probleme lösen, über Diagnosen nachdenken – all das habe ich beim Laufen erledigt. Völlig entspannt. Das Laufen schenkte mir Zeit!

22 Wochen nach den ersten Laufschritten der erste Marathon, dann Triathlon, Ironman Europe, der Ultraman Hawaii. Die Siegertreppchen? Klar ist man stolz. Aber viel wichtiger: die Lebensfreude! 1989 hatte sich für mich unverhofft eine neue Dimension geöffnet. Diese Dimension war ganz anders als die, über die ich an einem frühen Morgen des Jahres 1975 unvermittelt in Los Angeles gestolpert war.

> Ich arbeitete als Forscher im Labor des »Hormonpapstes« Professor Morton Grossman. Hatte gerade gelesen, dass sich im menschlichen Körper Aminosäuren schnurstracks in Antriebs- und Glückshormone verwandeln. Wusste

das also. Glaubte es aber nicht. Und steckte mir einen Löffel Phenylalanin in den Mund. Die Wirkung kam einer Explosion gleich. In meinem Kopf. Werde ich nie vergessen.

Ich komme später darauf zurück, was da eigentlich im Detail im Kopf passiert. Habe es oft schon aufgeschrieben: Leistung braucht Proteine. Proteine sind aus Aminosäuren gebaut. Ohne Aminos keine Leistung … Das ist entscheidendes Wissen. *Der* Hebel für alle, die Siegertreppchen lieben, aber dafür nicht endlos trainieren wollen, sondern effektiv. Die meisten Mechanismen, über die Aminosäuren unsere Leistungsfähigkeit beeinflussen – mehr Tempo, schnellere Regeneration, bessere Laune – sind metabolische oder neurochemische Prozesse. **Stoffwechsel**!

Weil dieser Hebel so wundersam effektiv wirkte, habe ich mich im Labor, in der Praxis und auf den Laufstrecken dieser Welt lange mit diesem Stoffwechsel beschäftigt und mit dem richtigen »Treibstoff«: Wie bringen Aminosäuren, Fettsäuren, Mineralstoffe und Vitamine unseren menschlichen Körper zu Hochleistungen? Mehr noch: zu einem bestens gelaunten Menschen mit Hochleistungskörper?

Was ich damals nicht ahnte: Ich hatte mit meiner Idee, den Menschen mit optimiertem »Treibstoff« leistungsfähiger und fröhlicher zu machen, nicht nur den Stoffwechsel seines Körpers verändert, sondern den Menschen selbst. Die Programmierung seiner Gene.

Frohmedizin ist Genmedizin

»Wenn eine Idee nicht zuerst absurd erscheint, taugt sie nichts«, soll Einstein gesagt haben. So war es auch mit meinem Konzept »Frohmedizin« (2001), das anfangs sicher nicht alle überzeugend fanden, das später aber weitgehend von der epigenetischen Forschung bestätigt wurde. Mit der völlig überraschenden Einsicht, dass Gene ein- und ausgeschaltet werden können. Abhängig vom Lebensstil. Also von einem Bewegungsprogramm, einem Ernährungsprogramm, einem Denkprogramm. Und eben nicht ausschließlich von Medikamenten der Pharmaindustrie, dem grandiosen Irrweg der Universitätsmedizin. Frohmedizin ist Epigenetik! Die Sache hat nur einen Haken: Frohmedizin macht Spaß. Epigenetik klingt nach Arbeit.

Höchste Zeit, genau das freizulegen, was Epigenetik so faszinierend macht. Nicht nur für die Medizin, sondern für Sie: Epigenetik ist einfach, sie ist wirksam, sie macht das Leben leichter. Lässt Sie leichter lächeln. Das möchte dieses Buch zeigen. Das möchte ich für Sie. Denn es ist meine persönliche Erfahrung:

> Mein Leben war bis zum 45. Lebensjahr keineswegs leicht, locker, lächelnd. Im Gegenteil. Es war angespannt, angestrengt, verbissen – wenn Sie so wollen: normal. Normal für jeden Menschen, der für seine Profession, für sein Unternehmen, für seinen Erfolg brennt. Niemals hätte ich damit gerechnet, dass sich plötzlich eine neue Welt öffnet. Nur, weil ich zu trippeln begann. Vor der Praxis. Ganz langsam über die Schwelle der Peinlichkeit. Und hinein in eine neue Erfahrung. Und niemals hätte ich damit gerechnet, dass sich eine Arztpraxis auch mit dieser Haltung erfolgreich führen lässt: mit einem Strahlen statt mit Sorgenfalten.

Das alles hat eben nicht nur mit dem »Treibstoff« – mit Vitalstoffen im weitesten Sinne – zu tun. Sondern auch damit, dass unsere Gene eben nicht fest programmiert sind. Dass sie nicht unveränderbar sind. Sondern beeinflussbar. Umschaltbar. Durch uns selbst.

So funktionieren Ihre Genschalter

Grob gesagt (zu den Details kommen wir später) gibt es zwei Möglichkeiten, wie sich die winzig kleinen, in sich verschlungenen Bauplanarchive in Ihren Zellkernen, Ihre Gene, an- oder abschalten:

Das Schloss-Prinzip: Bei diesem Prinzip werden Methylgruppen an die Genstränge, also an die DNA, angehängt. Dadurch werden bestimmte Gene stumm geschaltet – ganz einfach, weil sie von den körpereigenen Reparatur- und Bautrupps nicht mehr abgelesen werden können. Im Fachjargon: DNA-Methylierung.

Das Schlüssel-Prinzip: Unsere Genstränge sind in der Zelle sicher auf Spulen gewickelt. (Wer einmal versucht hat, zu stricken oder aufzuräumen, weiß: Fäden oder Kabel straff aufwickeln, statt wild zu verheddern, ist eine gute Idee.) Diese Spulen bestehen aus Eiweißmolekülen und heißen Histonproteine. In diese Spulen kann der Körper bestimmte Schlüssel stecken: Acetylgruppen, Methylgruppen, Phosphatgruppen, Ubiquitinmoleküle (Fachsprache: Histonmodifikationen). Die Schlüssel lockern die aufgewickelte DNA, die in der DNA gespeicherten Baupläne können von den Bau- und Reparaturtrupps in den Zellen leichter abgelesen werden und schon steigt die Produktion bestimmter Botenstoffe, Entzündungsstoffe und Co. Werden die Schlüssel wieder entfernt, zieht sich die DNA enger um die Spulen, kann nicht mehr so leicht abgelesen werden und schon sinkt die Produktion bestimmter Stoffe.

Kleine Moleküle – große Wirkung

Welche Gene an- oder abgeschaltet werden, hängt zum Teil von der Arbeitsteilung im Körper ab: In einer Leberzelle sind eben andere Gene aktiv als in einer Hautzelle. Es hängt auch davon ab, was man epigenetisch geerbt hat: Entspannte, gesunde, sportliche Mütter und Väter vererben andere epigenetische Marker als traumatisierte, suchtkranke oder adipöse Eltern (dazu später mehr). Außerdem – und das ist die gute Nachricht für Sie – haben Sie die Konfiguration Ihres genetischen Schaltplans ein Stück weit selbst in der Hand. Denn die Schalter reagieren auf Ihren Lebensstil: wie viel Sie sich bewegen, wie gut Sie schlafen, wie viel Stress Sie im Beruf oder in der Familie haben, wie viel und was Sie essen. Vor allem: was Sie essen. Denn es sind nicht zuletzt eine Handvoll Nährstoffe, die auf den DNA-Schalterkasten einwirken. Wie immens die Wirkung ist? Lesen Sie selbst:

Power für das Kinderhirn: Vitalstoffe wie **Cholin**, Methionin und Folsäure können die Funktion der Nervenzellen und die kognitiven Fähigkeiten – also unser Denken und Erinnern – positiv beeinflussen. Vor allem Cholin wurde in den letzten Jahren als entscheidend für die gesunde Entwicklung des Gehirns erkannt. Es kann die Struktur und Funktion von Zellmembranen aufrechterhalten und spielt eine Schlüsselrolle bei der Signalübertragung im Gehirn. Dabei beeinflusst Cholin epigenetische Prozesse, das heißt, es steuert mit, welche Gene aktiv sind und wie sie arbeiten. **Methionin** und **Folsäure** sind ebenfalls essenzielle Nährstoffe, die eine wichtige Rolle in den epigenetischen Prozessen spielen. Beide sind an der DNA-Methylierung beteiligt. Ein Mangel an diesen Nährstoffen während der Schwangerschaft kann das Risiko für spätere Entwicklungs- und Lernschwierigkeiten des Kindes erhöhen. Das heißt für Sie: Eine ausreichende Zufuhr von Folsäure, Methionin und Cholin in der Nahrung kann eine gesunde kognitive Entwicklung unterstützen und das Gehirn stärken.[1] Perfekt für die Versorgung mit allen drei Nährstoffen sind Eier, Leber und Soja.

Entzündungen abschalten: Ob in unserem Körper viele Entzündungen aufflammen oder nicht, ist ebenfalls eine Frage der Epigenetik. Als epigenetische Entzündungsabschalter wirken Omega-3-Fettsäuren (die bspw. in Fisch wie Lachs oder Makrele enthalten sind, aber auch in Nüssen), Vitamin D (das wir aus Sonnenlicht oder Nahrungsergänzungsmitteln bekommen), Polyphenole (die etwa in Beeren, grünem Tee oder Kurkuma vorkommen), bestimmte B-Vitamine wie Folsäure und Spurenelemente wie Zink. Diese Nährstoffe helfen dabei, Gene zu aktivieren oder stumm zu schalten, die für die Entzündungsreaktion im Körper verantwortlich sind.[2]

Muskeln aufbauen: Aminosäuren wie Leucin, Valin und Prolin wirken über metabolische Effekte und nicht vor allem durch epigenetische Veränderungen. Es gibt Hinweise, dass ein Stoffwechselprodukt von Leucin, bekannt als HMB (β-Hydroxy-β-Methylbutyrat), epigenetische Eigenschaften besitzt. Es könnte durch Histonmodifikationen den Muskelaufbau fördern. Aus diesem Grund ist HMB bei Sportlern häufig als Nahrungsergänzungsmittel im Einsatz. Zu Recht: Studien zeigen, dass HMB hilft, den Muskelabbau zu verhindern, der bei schweren Krankheiten wie Krebs oder chronischen Lungenerkrankungen sowie im Alter auftreten kann – aber auch bei starker körperlicher Belastung oder beim Fasten.[3]

Krebs zurückdrängen: Eine aktuelle Laborstudie zeigt, dass die Aminosäuren Methionin, Glutamin und Leucin das Wachstum von Leberkrebszellen (HCC) beeinflussen und somit eine unterstützende Rolle in der Krebstherapie spielen könnten. Insbesondere die Kombination von Aminosäuren mit epigenetischen Medikamenten könnte die Wirksamkeit der Behandlung erhöhen: im Labor konnte so das Zellwachstum gehemmt und der Zelltod in den Tumorzellen gefördert werden.[4] Hört, hört! Aminosäuren könnten eines Tages auch in der Schulmedizin als Teil einer kombinierten Therapie gegen Krebs eingesetzt werden. In meiner Praxis ist das schon lange Standard …[5] Dies ist nur ein kleiner Vorgeschmack, ein erster Einblick, der zeigt: Epigenetik hat die Macht, Leben zu verändern.

Keine Angst vor »Krebsgenen«

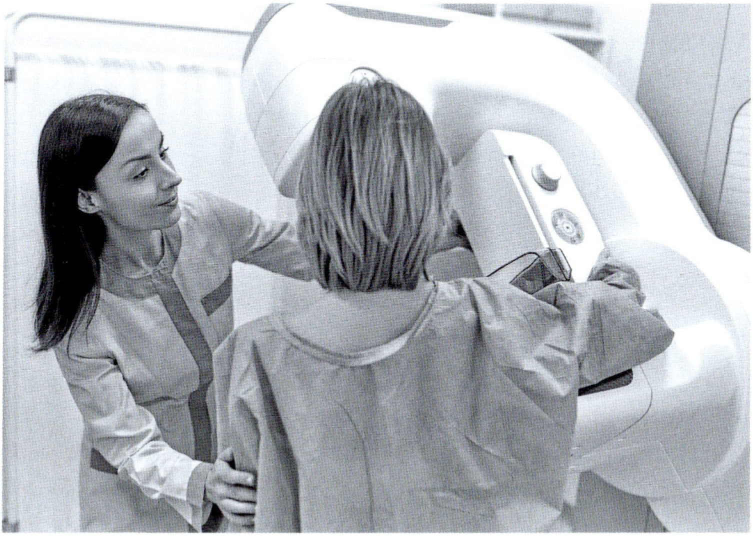

Krebs macht Angst. Natürlich. Die Schulmedizin setzt noch eins drauf: Sie macht vor »Krebsgenen« Angst. Ich erinnere mich sehr gut an das Resultat, das mir in der Praxis eines Tages gegenübersaß: Eine Patientin, die zuerst Brustkrebs auf der linken Seite hatte, dann Brustkrebs rechts, dann erneut Brustkrebs links, dann Unterleibskrebs. Verzweifelt.

Verzweifelt deshalb, weil man ihr genau erklärt hat, welche Krebsgene sie in ihrem Körper mit sich herumtrage, diesen Befund aber nicht kommentiert hat. Und so glaubte sich die Patientin, völlig verständlich, verloren. Sie glaubte, ihren Genen ausgeliefert zu sein. Und las sich ihre Krankheitsgeschichte nicht tatsächlich wie der eindrucksvolle Beweis?

Unsere Genmedizin: Drohmedizin pur. Was könnte die Frohmedizin dagegenhalten? Ganz einfach: die Epigenetik. Man kann »Krebsgene« auch anders interpretieren. Als möglicher »Bug«, als Programmfehler in der DNA, den man aber durchaus entschärfen kann. Sogar sehr einfach: mit einem gesunden Lebensstil.

Das wollten die Forscherteams natürlich nicht hören, die viele Jahre einem Phantom nachgerannt waren: der Idee, es gebe Abschnitte im Erbgut, in die bestimmte Krebsarten quasi einprogrammiert seien. Schöne Idee. Doch: **Von Ausnahmen wie den Brustkrebsgenen BRCA1 und BRCA2 abgesehen, haben die Forscher keine Risikogene entdeckt. Es gibt keine!** Die oft zitierte genetische Anfälligkeit für Krebs wurde lange überschätzt. Mittlerweile wissen wir, dass Umweltfaktoren eine viel größere Rolle spielen. Für die Wissenschaft vielleicht: peinlich! Aber auch für den ein oder anderen Patienten erst mal unangenehm. Der Gedanke, dass man gegen »Krebsgene« nichts ausrichten kann, hatte ja auch etwas Entlastendes, oder? Er nahm einem das Gefühl, die Krankheit selbst angestoßen zu haben (mit zu viel Sofa, Rausch und Stress).

Schon lange weiß die medizinische Forschung, dass Bewegung, Ernährung, Entspannung – kurz: Epigenetik – gegen Krebs wirken. Trotzdem wurde noch viele Jahre lang, und es wird auch noch heute an den Kliniken die Angst geschürt – und die kommt bei den von Krebs betroffenen Menschen an, setzt sich in ihren Köpfen fest. »Sie sind Ihren

Genen ausgeliefert.« Die Folge: Patientin verzweifelt, hat keine Hoffnung, Trostlosigkeit überfällt ihre Seele, das Immunsystem fährt in den Keller und … das Resultat ist absehbar.

Drohmedizin. Man kann ein solches System kaum bekämpfen und schon gar nicht beseitigen. Und doch: Es ist an jedem Einzelnen von uns, ob wir »ausbrechen«, auf die Natur hören, Eigenverantwortung übernehmen – und nachfragen: Wie funktioniert die Epigenetik eigentlich?

Epigenetik … Was ist das überhaupt?

Gene enthalten alle Informationen, die der Körper braucht. Das reicht von der Information für die Herstellung des Glückshormons bis zu Informationen für das Haarwachstum. Die Vielfalt an benötigten Informationen ist riesig und bis heute nicht eindeutig geklärt. Doch wie schafft es die Natur, die Informationen zur Herstellung so vieler verschiedener Stoffe zu speichern? Sie verwendet dazu nur vier verschiedene Stoffe: vier »Nukleinbasen« mit den schönen Namen Adenin, Thymin, Guanin und Cytosin. Die vier Basen werden in einer ganz bestimmten Reihenfolge aneinandergereiht. Das Prinzip ist dem eines Software-Programmcodes, der nur aus Nullen und Einsen besteht, sehr ähnlich. Daher wird auch von einem genetischen Code gesprochen – wir schauen gleich im Detail drauf.

In jeder Zelle steckt der Plan fürs Ganze

Dieser Code enthält alles! Informationen, die nur in den ersten Wochen der Entwicklung eines Embryos benötigt werden, Informationen für die Bildung der vielen verschiedenen Zelltypen, Informationen für alle möglichen Eventualitäten, denen ein Körper ausgesetzt sein kann.

Man kann sich das wie einen Computer vorstellen, auf dem viele verschiedene Softwareprogramme installiert sind, die wiederum viele verschiedene Funktionen enthalten. Je nachdem, was man mit dem Computer machen will, setzt man bestimmte Programme ein. Genauso ist es mit den Genen. Würden alle Programme gleichzeitig laufen, gäbe es ein Chaos. Genauso ist es im menschlichen Körper: Würden alle Informationen aller Gene gleichzeitig abgerufen, wäre Leben nicht möglich. Absolutes Durcheinander.

Deshalb gibt es verschiedene Mechanismen, mit denen Gene an- und abgeschaltet werden. Diese Mechanismen nennt man Epigenetik. Wie gesagt: Die Mechanismen sind vergleichbar mit der gezielten Auswahl verschiedener Computerprogramme, je nachdem, was man tun möchte. So verwendet man für die Bildbearbeitung ein bestimmtes Bildbearbeitungsprogramm, für die Textbearbeitung ein Textverarbeitungsprogramm und so weiter. Es wird nur der Programmcode für das jeweilige Programm verwendet. Genauso werden in bestimmten Zellen nur bestimmte Teile des genetischen Codes abgelesen, in Leberzellen zum Beispiel nur der Leberzellcode.

Seitdem die Forschung das herausgefunden hat, wird untersucht, wie und warum die Informationen bestimmter Gene abgelesen werden und andere nicht – und wie wir die Mechanismen der Epigenetik nutzen können: in der Medizin, um die Heilung zu unterstützen; im Sport, um die Leistung zu steigern; im Alltag, um die täglichen Strapazen nicht nur zu überstehen, sondern zu leben: mit besserer Laune, mehr Leichtigkeit und viel mehr Lachen.

Der erste genetische Code (die Abfolge der Nukleinbasen der DNA) ist der in einem Gen enthaltene Plan, der der Zelle sagt, wie sie bestimmte Proteine herstellen soll – also **welche Bausteine in welcher Reihenfolge** zusammenkommen. Dieser Code enthält alle Programme, die der Körper braucht.

Der zweite genetische Code (die epigenetischen Marker) ist ein Set an Informationen, die an ein Gen »angehängt« sind. Diese sagen der Zelle, **wie viele Proteine** produziert werden sollen. Die epigenetischen Marker schalten das einzelne Programm ein, das für diese spezifische Proteinproduktion gebraucht wird: Melatonin zum Beispiel, damit wir am Abend einschlafen. Oder Cortisol, damit wir am Morgen aufwachen.

Gen an – Gen aus im Tagesverlauf

Wir schlafen, wir wachen auf, wir sind im Laufe des Tages mit verschiedenen Aktivitäten beschäftigt und wir gehen wieder schlafen. Damit das funktioniert, müssen im Körper verschiedene Programme an- und ausgeschaltet werden. Dafür ist die Epigenetik verantwortlich.

Zum Beispiel steigt morgens vor dem Aufwachen der Cortisolspiegel an. Cortisol wird auch Stresshormon genannt. Wir brauchen aber eine gewisse Grundmenge an Cortisol, einfach um wach zu werden, das hat nichts mit Stress zu tun. Die Cortisolkonzentration steigt, weil Gene, die die Information für die Produktion und die Freisetzung von Cortisol enthalten, vermehrt abgelesen werden. Dies geschieht durch das Anschalten der Gene, durch sogenannte epigenetische Modifikation. Das Gleiche passiert abends, wenn das Schlafhormon Melatonin vermehrt produziert und ausgeschüttet wird. Auch hier wirken epigenetische Veränderungen. Etwa 10 bis 20 Prozent der Gene einer Zelle werden je nach Tageszeit häufiger oder seltener abgelesen. Gene werden an- oder abgeschaltet oder einfach reduziert oder verstärkt. Epigenetische Veränderungen finden ständig in jeder Zelle statt.

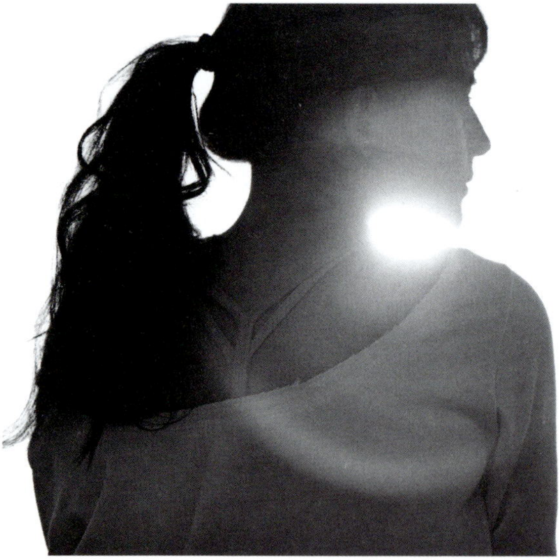

Die Epigenetik verändert sich nicht nur im Laufe des Tages, sondern passt sich auch an Aktivitäten an. Beim Sport werden beispielsweise viele Gene, die Informationen für die Energiegewinnung und Muskelfunktion enthalten, verstärkt abgelesen. Aber auch geistige Konzentration führt zu epigenetischen Veränderungen, vor allem im Gehirn. Gene, die Informationen für die Produktion von Neurotransmittern enthalten, werden verstärkt abgelesen. Dies sind nur zwei von unzähligen Beispielen. So kann sich der Körper immer wieder an unterschiedliche Situationen anpassen. Leider auch an einen ungesunden Lebensstil – oder an ein Leben mit mehr Lärm, Staub und Stress, als er eigentlich ertragen kann.

Epigenetik chronischer Erkrankungen

Alle chronischen Erkrankungen gehen mit epigenetischen Veränderungen einher. Entscheidend sind nicht die Gene selbst, wie zum Beispiel die Brustkrebs- oder Alzheimer-Gene, sondern ob diese Gene an- oder abgeschaltet sind, und das kann durch den Lebensstil gesteuert werden.

Typisch für chronische Krankheiten sind gesundheitsschädliche epigenetische Veränderungen. Gene, deren Information eigentlich benötigt wird, werden nicht mehr in ausreichender Menge abgelesen. Genau das passiert zum Beispiel bei der Insulinresistenz, der Vorstufe von Diabetes Typ 2: Gene, die Informationen für die Weiterleitung von Insulinsignalen enthalten, werden ebenso zu selten abgelesen wie Gene, die Informationen für den Glukosestoffwechsel tragen. Dies führt zu weitreichenden und problematischen Veränderungen im gesamten Körper. Auch Autoimmunerkrankungen sind durch epigenetische Veränderungen gekennzeichnet. Meist werden Gene, die Informationen für die Produktion von entzündungsfördernden Botenstoffen tragen, zu häufig und Gene, die Informationen für die Synthese von entzündungshemmenden Botenstoffen tragen, zu selten abgelesen. Viele weitere epigenetische Veränderungen kommen hinzu.

Problematische epigenetische Veränderungen bei chronischen Erkrankungen sind in vielen, aber nicht allen, Fällen reversibel. Der Lebensstil entscheidet, welche Gene an- und welche abgeschaltet werden. Low Carb, Intervallfasten, Sport und psychische Entspannung schalten die Epigenetik auf gesund. Bewegungsmangel, Alkohol, ständiges Snacken, der Verzehr vieler einfach aufgebauter Kohlenhydrate und psychischer Stress schalten die Epigenetik auf krank.

Was viele nicht wissen: Das passiert nicht nur in meinem eigenen Körper, sondern auch in dem meiner Kinder. Und meiner Enkel. Und meiner Urenkel …

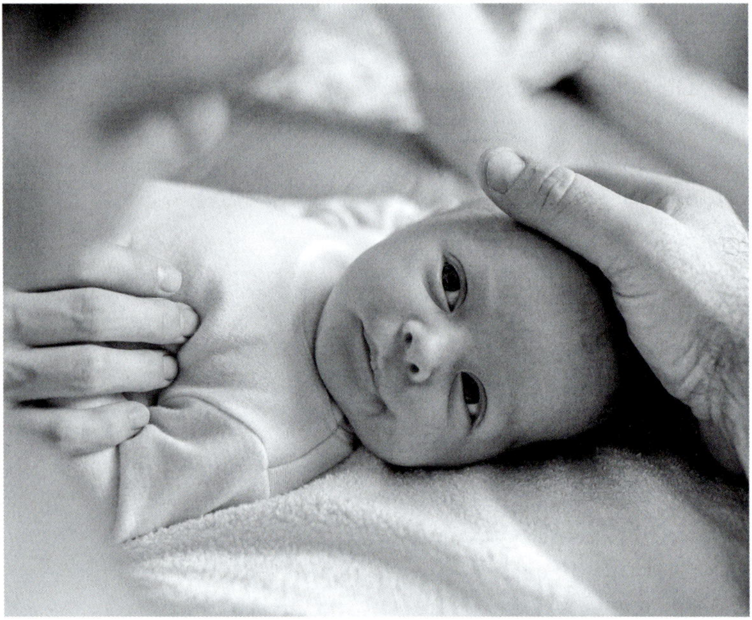

Wir erben viel mehr als die Augenfarbe

Ihre Gene? Die kriegen Sie von Ihren Eltern, klar. Aber das ist nur die halbe Wahrheit. Was Sie wirklich von Ihren Eltern mitbekommen, ist viel mehr: Es sind epigenetische Schalter. Und die entscheiden, ob Ihre Gene auf »gesund« oder »krank« gestellt werden. Konkret heißt das:

Epigenetische Veränderungen sind nicht nur für tageszeitliche, kurz- und langfristige Anpassungen notwendig, einige epigenetische Schalter werden auch vererbt. Dies ermöglicht schnellere Anpassungen als durch genetische Veränderungen – sogenannte Mutationen –, die hauptsächlich für die Evolution verantwortlich sind.

Einige epigenetische Schalter verfestigen sich im Laufe des Lebens. So passt sich der Körper optimal an seine Umwelt an. Beispielsweise können sich epigenetische Schalter, die für das Immunsystem wichtig sind, verändern und an die nächste Generation weitergegeben werden. Aber auch epigenetische Veränderungen, die durch intensive körperliche Aktivität entstehen, werden an die nächste Generation weitergegeben. Die Nachkommen von Sportlern sind daher meistens von Geburt an besser auf Sport eingestellt, als die Nachkommen von Menschen, die viel sitzen. Die Anpassungen der Eltern an ihre Lebensumstände werden also direkt an die Kinder weitergegeben, die dadurch bereits besser angepasst auf die Welt kommen.

Problematisch ist dieser schnelle epigenetische Anpassungsmechanismus bei einem gesundheitsschädlichen Lebensstil, da auch diese epigenetischen Veränderungen an die Nachkommen weitergegeben werden. Epigenetische Mechanismen spielen nicht nur bei der Anpassung körperlicher Prozesse eine Rolle, sondern auch bei emotionalen Reaktionen. So führen beispielsweise auch psychische Traumata zu epigenetischen Veränderungen. Kinder traumatisierter Eltern kommen mit anderen epigenetischen Schaltern zur Welt als Kinder nicht traumatisierter Eltern. Wir kommen später darauf zurück. Vorher noch eine viel grundsätzlichere Frage: Wie kommt es eigentlich, dass aus einer befruchteten Eizelle ein kompletter Mensch wächst – bei dem jede Zelle genau das macht, was sie soll?

Von der befruchteten Eizelle bis zum Fötus

Nach der Befruchtung durchläuft der frühe Embryo eine Phase, in der alle Zellen noch das Potenzial haben, sich in jeden Zelltyp zu entwickeln. Am Anfang kann jede Zelle alles! Diese Eigenschaft bleibt etwa drei bis vier Tage nach der Befruchtung erhalten. Jede Zelle in diesem frühen Stadium enthält identische Gene, und auch die Auswahl der Gene, die abgelesen oder nicht abgelesen werden, ist identisch. In diesem Stadium kann sich aus jeder dieser Zellen ein vollständiger Mensch entwickeln.

Nach etwa drei bis vier Tagen erreicht der Embryo die Gebärmutter. Ungefähr zu diesem Zeitpunkt findet eine Reorganisation der Zellen statt. Danach unterscheidet sich die Epigenetik von Zelle zu Zelle. So kann es zur Entwicklung der verschiedenen Organe kommen: In einigen Zellen werden Gene abgelesen, die Informationen für den Aufbau des Nervensystems enthalten. Sie entwickeln sich langfristig zu Nerven. In anderen Zellen werden Gene abgelesen, die Informationen für den Bau des Herzens enthalten. Sie entwickeln sich zum Herz.

Ohne das gezielte An- und Abschalten von Genen könnten die verschiedenen Organe, das Skelett oder die Muskeln nicht entstehen.

Die epigenetischen Schalter einer Leberzelle unterscheiden sich ein Leben lang von denen einer Hautzelle. In der Leberzelle sind alle leberspezifischen Gene aktiv, in der Hautzelle alle, die für Hautzellen wichtig sind. Darüber hinaus werden in beiden Zellen jeweils die Informationen aus dem Gencode abgelesen, die für grundlegende Prozesse wichtig sind, wie etwa die Herstellung von Energie, Prozesse für die Entsorgung von Abfallstoffen, Informationen für Strukturen, die für die Kommunikation der Zellen untereinander notwendig sind und vieles mehr.

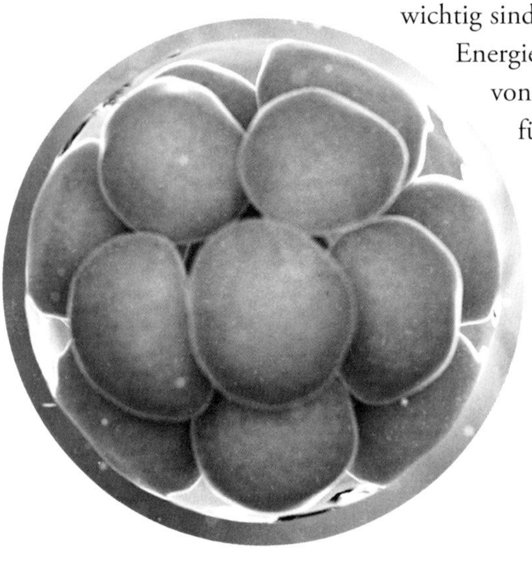

Was Gene sind und was sie können

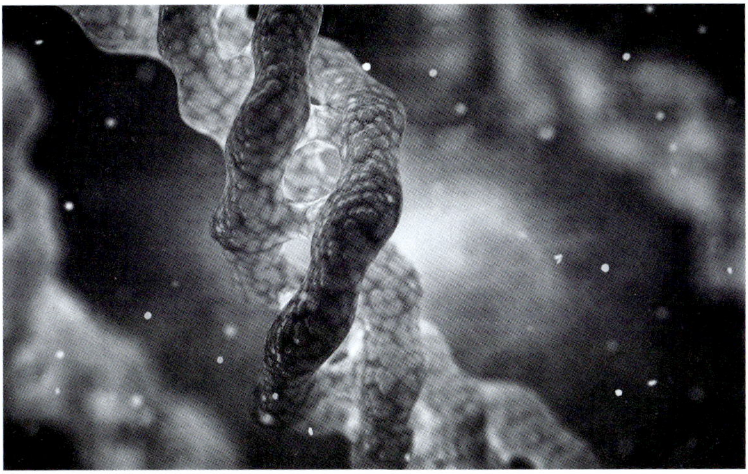

Lebewesen wie wir Menschen bestehen zu einem großen Teil aus Proteinen. Diese Proteine haben sehr unterschiedliche Formen und Aufgaben. Die Grundstruktur der Knochen zum Beispiel besteht aus einer Art Proteinstrang, der mit anderen Proteinsträngen verflochten ist. Es wird Kollagen genannt. Bei der Muskulatur sieht es ähnlich aus. Dann gibt es Proteine, die an der Energiegewinnung beteiligt sind. Sie sind winzig im Vergleich zu denen, aus denen Knochen und Muskeln bestehen. Derzeit geht man davon aus, dass es im menschlichen Körper zwischen 80 000 und 400 000 verschiedene Proteine gibt, die jeweils eine ganz bestimmte Funktion haben.

Stellt sich die Frage: Wie kommt der Körper an all die verschiedenen Proteine, die er bis in den letzten Winkel braucht? Er baut sie sich. Die Baupläne stecken in unserer DNA. Stellen sich gleich die nächsten Fragen: Wie passen diese komplizierten Baupläne überhaupt in die DNA hinein? Und wenn sie da drinstecken, wie kann der Körper sie überhaupt lesen?

Was die DNA ist

Im Jahr 1951 machte Erwin Chargaff eine entscheidende Entdeckung. Er fand heraus, dass die Mengen der DNA-Basen – also Adenin (A), Thymin (T), Cytosin (C) und Guanin (G) – bei verschiedenen Lebewesen unterschiedlich sind, aber immer in einem bestimmten Verhältnis stehen. Egal, welche Art es ist, es gilt: Adenin passt immer zu Thymin und Cytosin immer zu Guanin. Diese Entdeckung war ein wichtiger Baustein, der zusammen mit den Röntgenstrukturanalysen von Rosalind Franklin und Maurice Wilkins schließlich dazu führte, dass 1953 die berühmte Doppelhelix der DNA entschlüsselt wurde. Die Molekularbiologen James Watson und Francis Crick konnten dank dieser Erkenntnis zeigen, dass die DNA aus zwei Strängen besteht, die sich wie eine Wendeltreppe umeinanderwinden.

Und darauf soll alles gespeichert sein, was unser Leben ermöglicht? Ja, so simpel ist es.

Jede Strickleiterstufe besteht aus zwei Basen, die sich paaren können – und es gibt vier mögliche Basenpaare:

- Adenin-Thymin (A-T)
- Thymin-Adenin (T-A)
- Guanin-Cytosin (G-C)
- Cytosin-Guanin (C-G)

Wie in der Abbildung unten klar zu sehen ist, hat jede Sprosse der DNA-Strickleiter in der Mitte ein Verbindungsstück. (Die Abbildung ist übrigens kein Foto, sondern eine Illustration – die DNA ist so klein, dass man sie leider nicht fotografieren kann.) Denn jede Sprosse besteht aus zwei Molekülen. Weil jedes dieser Moleküle immer nur an genau ein anderes Molekül passt, kann man die Strickleiter praktisch längs in der Mitte auseinan-

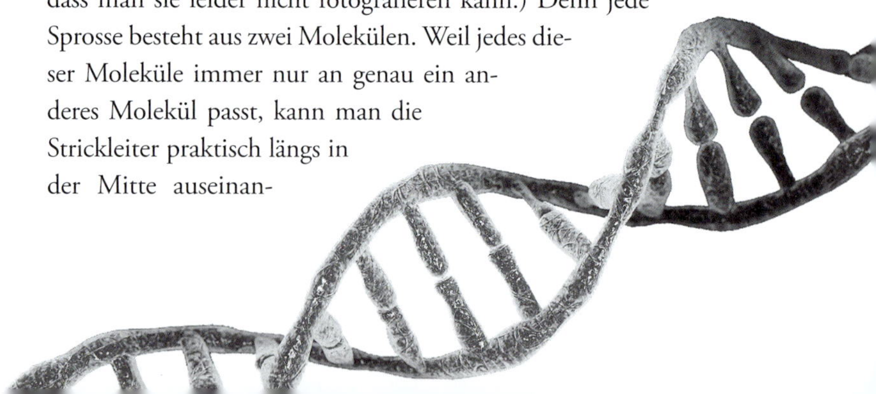

dernehmen – und weiß trotzdem immer genau, wie die andere Seite aussehen muss. Anders gesagt: Der eine Strang mit der Hälfte der Sprossen ist die eine Kopie der DNA, der andere Strang mit der zweiten Hälfte der Sprossen ist die zweite Kopie.

Die doppelte Ausführung der DNA dient dem Schutz der genetischen Information. Wird die DNA beschädigt, kann sie mithilfe der Kopie rekonstruiert werden.

Würde die Strickleiter frei in der wässrigen Lösung des Zellkerns schwimmen, könnte sie leicht reißen oder anderweitig beschädigt werden. Deshalb ist sie auf bestimmte Proteine aufgewickelt. Sie heißen Histone.

Man kann sich die DNA wie Haare vorstellen, die um Lockenwickler gedreht sind. Wobei ein Lockenwickler aus vier Histonen besteht und Histonkomplex genannt wird. Das Aufwickeln verleiht der DNA Stabilität. Das reicht aber noch nicht aus, um die wichtigen Erbinformationen vollständig zu schützen. Deshalb wird die um Histonkomplexe gewickelte DNA noch einmal in sich gedreht und dann ganz fest aufgewickelt. Jetzt ist die DNA stabil.

Die Stabilität hat ihren Preis, denn der so doppelt verdrehte und eng verpackte DNA-Strang kann nicht ohne Weiteres von dem Kopiermechanismus der Zelle abgelesen werden. Dazu muss sich die DNA an der Stelle, die abgelesen werden soll, erst etwas lockern. Sie erinnern sich: das Schlüssel-Prinzip und das Schloss-Prinzip. Dazu später mehr.

Wie unsere Gene gebaut sind

Unsere gesamte genetische Information ist in der DNA gespeichert, einer Art Bauanleitung des Lebens. Sie bestimmt über verschiedene Mechanismen, welche Proteine unser Körper bildet und wie unsere Zellen funktionieren. Wenn man die DNA eines einzigen Menschen entwirren würde, wäre der Faden mehrere Meter lang. Damit er in den Zellkern passt und sich nicht verheddert, ist er dicht um Spulen (Histone) gewickelt. Hier noch einmal in aller Kürze: Was ist was?

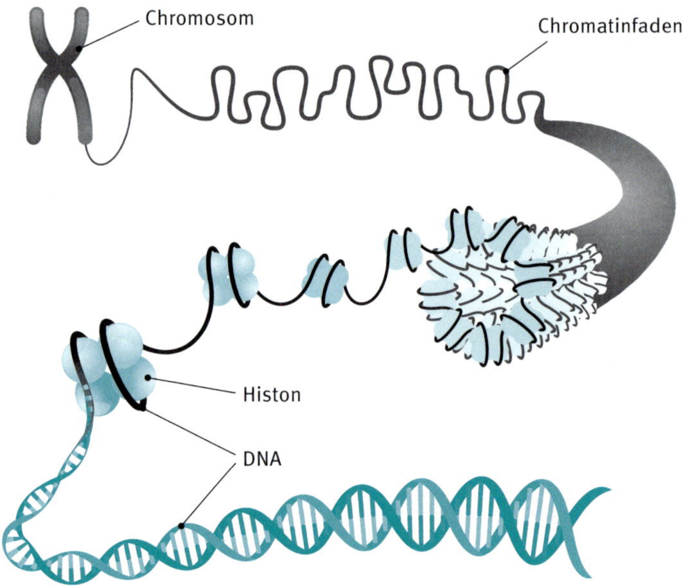

DNA: Zwei lange Doppelstränge, die eine bestimmte Abfolge von Nukleinbasen enthält. Die Abfolge bildet einen Code, der die genetische Information trägt.
Gen: Definierter Abschnitte der DNA, der die Information zum Bau eines bestimmten Proteins enthält.
Chromatinfaden: Komplexe aus DNA, Histonen und weiteren Proteinen.
Chromosom: Ein sehr langes Stück DNA, bestehend aus viel Chromatin, das wiederum aufgewickelt ist.

Erster Schritt: Bauanleitung kopieren

Wie entsteht nun die Vielfalt an Proteinen, die in unserem Körper so viele lebenswichtige Funktionen übernehmen, wenn unser genetischer Code nur aus vier verschiedenen Basen zusammengesetzt wird? Hier ist es wieder ähnlich, wie wenn wir am Computer arbeiten: Der erste Schritt ist die Erstellung einer Kopie dieses Bauplans – ähnlich wie eine

Sicherheitskopie am Computer, damit wir die Originaldaten nicht direkt anfassen müssen.

Die DNA befindet sich im Zellkern, sozusagen im Hochsicherheitstrakt einer Zelle. Dort wird zunächst eine Kopie des Gens hergestellt. Wenn wir das mit Lego vergleichen, dann ist ein Gen die Bauanleitung für ein bestimmtes Gebilde, das sich in der Legozentrale befindet. Diese Bauanleitung wird kopiert und nur die Kopie an die Legobauer geschickt, das Original bleibt sicher in der Legozentrale verschlossen. Genauso wird die Kopie des DNA-Abschnitts aus dem Hochsicher-

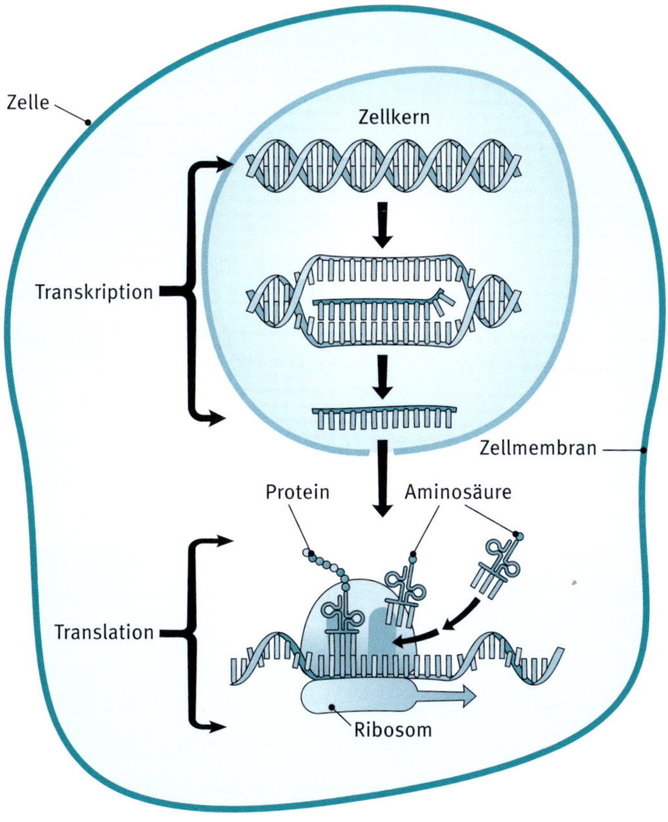

heitstrakt der Zelle, dem Zellkern, in den größeren, weniger geschützten Teil der Zelle transportiert. Die Kopie der DNA heißt übrigens messengerRNA oder kurz mRNA. Die Herstellung der Kopie wird Transkription genannt.

Zweiter Schritt: Proteine bauen nach Plan

So wie ein Lego-Auto aus vielen verschiedenen Bausteinen besteht, so wird auch ein Protein aus vielen verschiedenen Aminosäuren gebaut. Für jede Aminosäure gibt es einen Code, der aus drei halben DNA-Leitersprossen besteht. Der Code für Methionin ist zum Beispiel AUG (also Adenin, Uracil, Guanin), der für Phenylalanin ist UUU. Warum U, also Uracil? Ganz einfach: Wird die DNA kopiert, kommt Uracil (U) anstelle von Thymin (T) zum Einsatz.

Ein sogenanntes »Codon« besteht also aus drei Basen. Diese drei Basen bilden jeweils eine »Einheit« und bestimmen, welche Aminosäure jeweils als Nächstes in ein Protein eingebaut wird. Die aneinandergereihten Aminosäuren bilden schließlich fertige Proteine, die überall im Körper bestimmte Funktionen übernehmen. Von Kollagen haben wir schon gesprochen, sicherlich kennen Sie auch diese:

- **Hämoglobin:** Ein Protein, das Sauerstoff im Blut transportiert. Es besteht aus vier langen Aminoketten, die durch chemische Bindungen, sogenannte Peptidbindungen, miteinander verbunden sind (Polypeptidketten).
- **Insulin:** Auch dieses Hormon ist ein Protein. Es signalisiert den Zellen, dass sie Glukose aus dem Blut aufnehmen sollen und reguliert so den Blutzuckerspiegel.
- **Antikörper:** So gut wie alle Botenstoffe des Immunsystems bestehen zu einem großen Teil aus Proteinen. Sie spielen eine wichtige Rolle bei der Abwehr von Viren und Bakterien.
- **Aktin und Myosin:** Diese Proteine arbeiten in den Muskeln zusammen, um Bewegung und Muskelkraft zu ermöglichen.

Das, was jetzt passiert, kann man sich vorstellen wie ein Fließband in der Automobilindustrie: Für den Zusammenbau der Aminosäureketten tastet eine spezielle Struktur den mRNA-Strang ab. Je nachdem, wie die drei Nukleinbasen angeordnet sind, muss eine passende Aminosäure gefunden werden. Als Nächstes wird die Aminosäure an die zuvor angelieferte Aminosäure angehängt. Das Zusammenfügen von Aminosäureketten anhand der Vorlage der mRNA heißt **Translation**.

Als **Genexpression** bezeichnet man die Bildung eines Proteins anhand der genetischen Information zum Bau des Gens.

Was hält die Proteine zusammen?

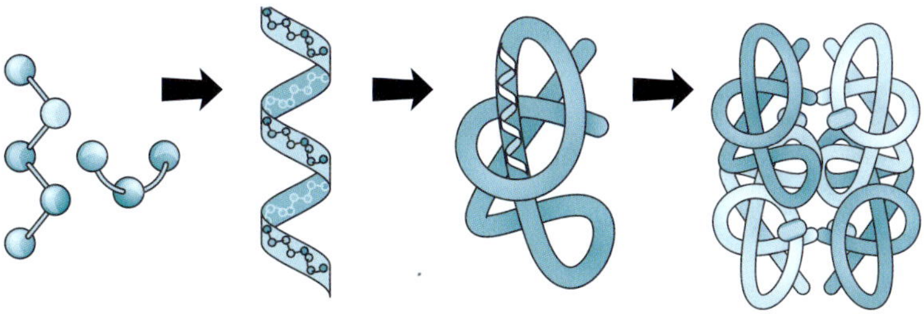

Aminosäure-kette | Formveränderung aufgrund von Abstoßungen und Anziehungen der Aminosäuren | Formveränderung aufgrund von sich verhakenden Seitenketten der Aminosäuren | Formveränderung aufgrund von Verbindungen mehrerer geformter Aminosäureketten

Gene sind also so etwas wie Bauanleitungen. Nach diesen Bauanleitungen entstehen Ketten mit einer ganz bestimmten Abfolge von Aminosäuren. Weil sich die einzelnen Aminosäuren zum Teil anziehen, abstoßen oder miteinander verbinden, biegen sich die Ketten in bestimmte Formen. Außerdem haben einige Aminosäuren Seitenketten, die sich ineinander verhaken, was ebenfalls zur Formbildung beiträgt. Anschließend lagern sich mehrere dieser geformten Aminosäureketten zu einem bestimmten Protein zusammen. Auf diese Weise können winzige, sehr einfach aufgebaute Proteine entstehen, aber auch riesige. Wie die Proteine am Ende aussehen, bestimmt allerdings die Bauanleitung, die in den Genen steckt.

Wie gesagt: Man kann das ein bisschen mit Legosteinen vergleichen. Es gibt Steine in verschiedenen Formen, Größen und Farben. In diesem Vergleich sind die Steine die Aminosäuren. Je nachdem, welche Bauanleitung man befolgt, kann man aus den Steinen einen kleinen Drachen oder ein großes Raumschiff bauen. Der fertige Drache oder das Raumschiff entspricht den verschiedenen Proteinen, die Bauanleitung entspricht den Genen, und das Archiv aller Bauanleitungen liegt sicher verschlossen im Zellkern – in der DNA.

Wie Sie aussehen, bestimmen Ihre Gene

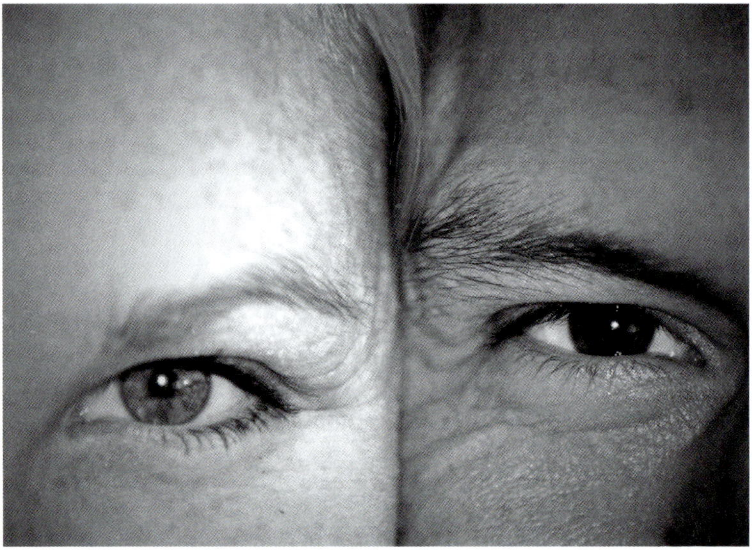

Gene, also die Informationen für die Bildung bestimmter Proteine, werden von den Eltern an die Kinder vererbt. Lange Zeit ging man davon aus, dass es dominante und rezessive Gene gibt, zum Beispiel, dass braune Augen dominant vererbt werden und blaue nicht. Aber es ist viel komplexer. Heute geht man davon aus, dass etwa 150 verschiedene Gene an der Augenfarbe beteiligt sind, von denen acht eine besonders wichtige Rolle spielen. Sie alle tragen die Information für die Herstellung von Melanin, einem Protein, das Augen und Haut vor UV-Strahlung schützt. Es ist braun gefärbt. Je nachdem, welche Informationen die vielen verschiedenen Gene enthalten, die an der Augenfärbung beteiligt sind, entstehen unterschiedliche Augenfarben. Die Augenfarbe entwickelt sich oft bis zum sechsten Lebensjahr, bleibt dann aber bis zum Lebensende weitgehend gleich. Gene bestimmen aber nicht nur die Augen- und Haarfarbe, sondern zum Beispiel auch, wie gut bestimmte Transportproteine im Darm funktionieren. So gibt es Menschen, die Mineralstoffe schlechter aufnehmen können als andere, nur weil ihre Transportproteine etwas anders aufgebaut sind, weil ihre Gene etwas anders sind. Es gibt auch Unterschiede darin, wie gut oder schlecht Menschen Alkohol abbauen oder Milch vertragen, es gibt Variationen im Cholesterinstoffwechsel, in der Schmerzempfindlichkeit, in der Entgiftung und vieles mehr. Diese genetischen Ausprägungen bleiben ein Leben lang unverändert. Man muss mit ihnen leben und sich darauf einstellen, zum Beispiel durch höhere Mineralstoffzufuhr, Verzicht auf Milch, mehr Bewegung.

Für die Gesundheit spielen die genetischen Variationen aber nur eine untergeordnete Rolle. Viel entscheidender ist, wie häufig die Informationen bestimmter Gene abgelesen und daraus Proteine gebildet werden. Ob das Ablesen eines Gens an- oder abgeschaltet ist oder etwas dazwischen, ob es reduziert – stark reduziert – oder verstärkt – stark verstärkt – ist. Diese Veränderungen nennt man Epigenetik – und die hat jeder ein Stück weit selbst in der Hand.

Wie gesund Sie sind, bestimmen Sie selbst

Sie bestimmen Ihr Schicksal selbst … Ein bunt-schillernder Satz. Ruft bei vielen sofort Widerspruch hervor. Lässt andere zweifeln: »Ja schon, aber doch nicht in jedem Fall! Was, wenn man schon ungesund geboren wird?« Andere lässt dieser Satz mit dem Kopf nicken. Das sind die, die um die Wahrheit dieses Satzes wissen. Im Guten wie im Bösen: weil sie einem Leiden davongelaufen sind oder weil sie sich ein Leiden angeraucht, angesessen, angefuttert haben.

Woher ich weiß, dass dieser Satz stimmt? Weil er bereits auf molekularer Ebene stimmt, weil er bereits auf der Stufe der Gene wahr ist. Und das ist schon lange bekannt: Eine der bedeutendsten Entdeckungen der Genetik stammt von Barbara McClintock. Die Biologin zeigte bereits im Jahr 1951 in einem Vortrag, dass Gene in Mais-Pflanzenzellen nicht nur starr auf den Chromosomen sitzen, sondern sich bewegen können. Sich bewegen! Dies widersprach der damals herrschenden Vorstellung und erweiterte das Wissen über genetische Steuerung erheblich.

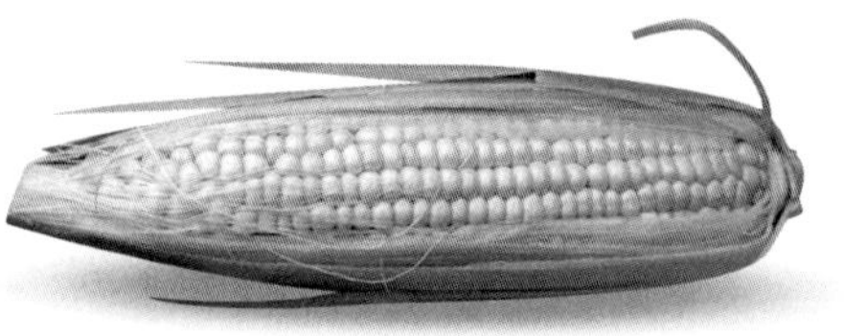

McClintock nannte bestimmte Gene »controlling elements« – steuernde Elemente. Sie identifizierte zwei davon: Das eine wurde von der Zelle an- und abgeschaltet, während das andere die Häufigkeit dieser Schaltvorgänge regulierte. Und diese Schalter blieben nun offenbar nicht an festen Plätzen, sondern bewegten sich innerhalb eines Chromosoms und sogar zwischen verschiedenen Chromosomen.

Das war so neu, dass die Herren (damals saßen im Publikum immer überwiegend Herren) erst mal einschliefen. Niemand hörte dem Vortrag zu. Niemand verstand, dass da gerade eine Revolution passierte. McClintocks bahnbrechende Arbeit wurde ignoriert, und sie geriet in Vergessenheit. Von »Epigenetik« war noch keine Rede.

Doch das, was in den Zellen passierte, interessierte die Forscher weiter: Ende der 1950er-Jahre führt David Nanney das Konzept des »zellulären Gedächtnisses« ein, das es Zellen ermöglicht, sich trotz wechselnder Umgebungsbedingungen konsistent zu verhalten. In den 1970er-Jahren entdeckten Forscher wie Robin Holliday, John Pugh und Arthur Riggs dann, dass chemische Veränderungen an der DNA – wie die sogenannte Methylierung – eine Schlüsselrolle bei der Genregulation spielen.

Erst als immer mehr Forscher die Mechanismen der Genregulation mühsam unter die Lupe nahmen, verstand man die Bedeutung von McClintocks Pionierarbeit. Im Jahr 1983, also mehr als 30 Jahren nach ihrem bahnbrechenden Vortrag, erhielt sie schließlich den Nobelpreis. Verdient.

Noch einmal mehr als 20 Jahre später, 2006, bekamen Andrew Z. Fire und Craig C. Mello den Nobelpreis für Physiologie oder Medizin für die Entdeckung der RNA-Interferenz, ein Mechanismus, der die Genaktivität auf RNA-Ebene reguliert – also Gene an- oder ausschaltet. Für die Epigenetik selbst, die solche genregulierenden Prozesse erforscht, gab es erst 2024 einen eigenen Nobelpreis. Ausgezeichnet wurden die US-amerikanischen Forscher Victor Ambros und Gary Ruvkun für ihre Entdeckung der microRNA und deren Rolle bei der Genregulation. MicroRNAs sind winzige, nur etwa 22 Nukleotide lange RNA-Moleküle, die an die Boten-RNA (mRNA) andocken können, um die Genaktivität zu regulieren. Sie wirken wie ein »Dämpfer«, der die Produktion bestimmter Proteine reduziert, indem sie die mRNA nicht vollständig zerstören, sondern nur »herunterfahren« oder die Übersetzung in Proteine bremsen. Im Gegensatz zur RNA-Interferenz, die oft ein Gen komplett abschaltet, reguliert miRNA die Genaktivität fein abgestimmt und flexibel.

Noch einmal: Die moderne Genetik, das Human Genome Project, hat uns zwar aufregende wissenschaftliche Erkenntnisse, aber für die gelebte Praxis der Menschheit vor allem eines gebracht: Verwirrung. Zunehmendes Unwissen. Das Konzept »ein Gen – eine Krankheit« war falsch. Für den Menschen da draußen, außerhalb der Labors, also für Sie und mich, ist in erster Linie geblieben: Fatalismus. Etwas ganz Schlimmes. Resignation. Woher ich das weiß?

Aus Ihren Briefen. Soeben hat wieder ein Mensch mit Makuladegeneration geschrieben, bei dem irgendwelche Gene gefunden wurden und der jetzt felsenfest überzeugt ist: Gegen Gene kommt man nicht an, ich habe keine Chance. Nichts falscher als das. Gegenbeispiele gibt es inzwischen Hunderte. Medizinische Wissenschaft widerlegt Fatalismus, widerlegt Verzweiflung.

Für mich bahnbrechend war eine Studie aus dem Jahr 2011.[6] Da ging es um Ausdauertraining bei besonders benachteiligten Mäusen. Ein bestimmter Mäusestamm altert besonders schnell und stirbt früh, weil die Erbinformation der Mitochondrien sehr anfällig für Mutationen ist. Die Mitochondrien funktionieren bereits sehr früh im Leben dieser Tiere nicht mehr gut. Solche Mäuse gibt's eben. Natürlich künstlich gezüchtet.
Das hat zur Folge, dass bei den Tieren schon im Alter von sechs Monaten viele typische Alterskrankheiten auftreten. Aber jetzt kommt's: Die trainierten Tiere lebten **eine normale Mäuselebensspanne lang** und bekamen auch **nicht** verfrüht Alterskrankheiten. Auch der sonst bei ihnen typische Gewichts- und Muskelverlust trat **nicht** ein. Sensationell. Ich weiß nicht, wie es Ihnen geht, wenn Sie so etwas lesen. Mich packt buchstäblich ein Schauer.

Simples, schlichtes Ausdauertraining, also tägliches Joggen, führt zu einer dramatischen Veränderung von »schlechten Genen«. Muskeln bekommen mehr Mitochondrien, die arbeiten und atmen besser, es entsteht mehr Kraft und Energie. Geht es nicht auch in Ihrem Leben genau darum: um Kraft? Um Energie?

Willkommen in der Welt der Genschalter

Derzeit geht man von etwa 15 000 bis 20 000 verschiedenen Genen aus. Indem manchmal nur Teile dieser Gene abgelesen oder Genabschnitte neu kombiniert werden, tragen diese Gene die Informationen für die Herstellung von etwa 80 000 bis 400 000 verschiedenen Proteinen. Proteine, die für die Verdauung benötigt werden, Proteine, die der Energiegewinnung dienen, Proteine für den Fettstoffwechsel, Proteine für den Aufbau von Knochen, Sehnen und Muskeln, Proteine für die Herstellung von Antikörpern für das Immunsystem, Proteine, die andere Stoffe transportieren oder durch Membranen schleusen. An allen Vorgängen im Körper sind Proteine beteiligt.

Warum stumme Gene gut sein können

Gene werden aus vielen verschiedenen Gründen an- und abgeschaltet. In verschiedenen Entwicklungsphasen, zum Beispiel von der befruchteten Eizelle zum Fötus oder vom Kleinkind zum Jugendlichen oder in der Pubertät, werden bestimmte Erbinformationen zu einem bestimmten Zeitpunkt benötigt, danach aber nicht mehr. Das An- und Abschalten von Genen ist dabei von entscheidender Bedeutung.

In den Zellen der verschiedenen Gewebearten werden Informationen von unterschiedlichen Genen benötigt. Eine Zelle der Bauchspeicheldrüse unterscheidet sich epigenetisch von einer Zelle des Auges. In einer Zelle des Auges werden andere Gene abgelesen als in einer Zelle der Bauchspeicheldrüse.

Gene werden auch an- und abgeschaltet, um kurzfristige Veränderungen zu ermöglichen, wie sie zum Beispiel für die Verdauung von Nahrung oder die Aktivierung einer Immunantwort bei einer Infektion notwendig sind.

Durch das An- und Abschalten von Genen passt sich der Körper auch an die vorherrschenden Lebensbedingungen an. Das kann einerseits sehr positiv sein, zum Beispiel wenn Gene, die Informationen für die Nutzung von Ketonen zur Energiegewinnung enthalten, vermehrt abgelesen werden. Das ist gesundheitsförderlich, weil bei der Energiegewinnung aus Ketonen viel weniger freie Radikale entstehen und sie damit wesentlich gesünder ist als die Energieherstellung aus Glukose, also einem Kohlenhydrat. Anpassungen können aber auch negativ sein. So werden bei Bewegungsmangel immer mehr Gene, die Informationen für den Energiestoffwechsel enthalten, abgeschaltet oder nur noch vermindert abgelesen. Solche Veränderungen führen zu chronischen Krankheiten.

Wie Gene an- und abgeschaltet werden

Wie schon grob skizziert: Es gibt verschiedene Mechanismen, durch die das Ablesen von Genen an- oder abgeschaltet, reduziert oder verstärkt wird. Die drei wichtigsten epigenetischen Mechanismen sind die DNA-Methylierung, die Histonmodifikation und Veränderungen der nicht-kodierenden RNA. (Allerdings handelt es sich bei dem zuletzt genannten nicht direkt um eine Veränderung an der DNA.) Schauen wir uns die Mechanismen einmal im Detail an:

DNA-Methylierung wirkt wie ein Schloss

Bei der DNA-Methylierung werden kleine Anhängsel an die DNA angelagert. Diese Anhängsel bestehen aus Methylgruppen, die nichts anderes sind als ein Kohlenstoff- und drei Wasserstoffatome. Durch das Anhängen dieser Methylgruppen an die DNA kann die Kopiermaschine, die sonst die Informationen der DNA ablesen würde, nicht mehr an der DNA entlangfahren. Man kann sich das so vorstellen, als würde man an bestimmten Stellen der DNA ein Schloss anbringen, um sie verschlossen und inaktiv zu halten.

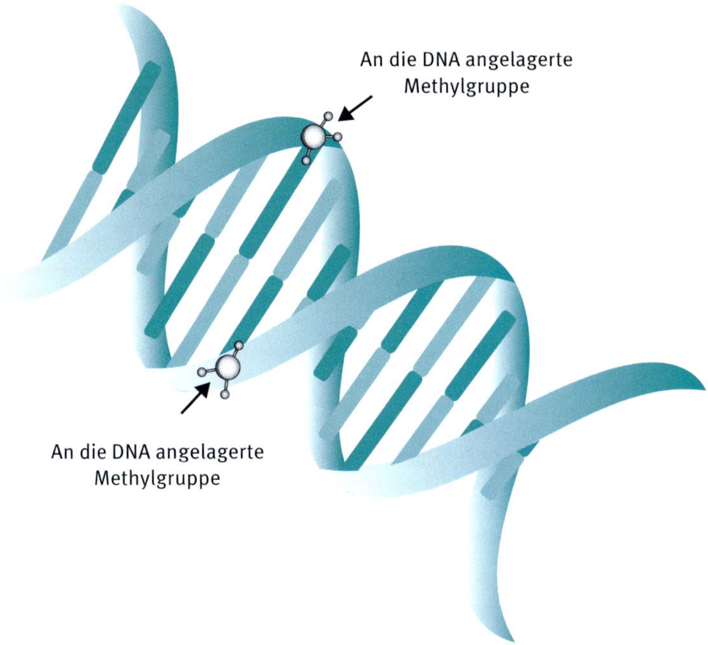

Das spezielle An- und Ausschalten bestimmter Gene ist sehr wichtig. Beispielsweise trägt jede Zelle eine fast identische DNA. Die Zellen der Lunge sehen aber ganz anders aus als Nervenzellen. Die Zellen der Lunge erledigen auch andere Aufgaben als die Nervenzellen. Das funktioniert nur, da es epigenetische Schalter gibt. Die korrekte Funktion der fast 400 verschiedenen Zelltypen in den unterschiedlichen Geweben wird maßgeblich durch die DNA-Methylierung bestimmt. Eine Muskelzelle zum Beispiel hat ein bestimmtes Methylierungmuster, damit nur die Gene abgelesen werden, die die Muskelzelle braucht. Bildet sich eine neue Muskelzelle, übernimmt sie das spezielle epigenetische Muster. Das Gleiche gilt für Zellen des Immunsystems, der Darmwand, der Haut, des Gehirns oder der Nieren. In den meisten Zelltypen werden auf diese Weise 70 bis 80 Prozent der Gene stillgelegt. Dieser Vorgang wird auch als epigenetisches Gedächtnis bezeichnet.

Im Gegensatz zu den natürlichen und gesundheitsfördernden Methylierungen in den verschiedenen Geweben sind viele Methylierungen auch bei chronischen Erkrankungen verändert. Sie werden meist durch eine ungesunde Lebensweise oder Infektionen verursacht. Durch eine gesunde Lebensweise können sie jedoch wieder rückgängig gemacht werden. Auch das Altern geht mit Veränderungen der Methylierung einher. Ob diese Veränderungen bereits mit 50 oder erst mit 80 Jahren auftreten, hängt stark vom Lebensstil ab.

Es gibt verschiedene Enzyme, die neue Methylgruppen anbringen oder vorhandene abbauen. Sie werden aktiv, wenn sie bestimmte Signale erhalten. Diese Signale sind sehr unterschiedlich.

Die wichtigsten Enzyme für das Anbringen neuer Methylgruppen sind die sogenannten DNA-Methyltransferasen, kurz DNMTs. Von ihnen gibt es mehrere, die unterschiedliche Aufgaben haben. Eine ist dafür verantwortlich, dass bei der Zellteilung bestimmte Methylierungsmuster von der Ausgangszelle auf die neue Zelle übertragen werden. So entstehen in der Leber neue Leberzellen und nicht fälschlicherweise Muskelzellen. Zwei weitere DNMT-Enzyme sind dafür zuständig, Gene bei bestimmten Umwelteinflüssen abzuschalten, indem sie sie mit Methylgruppen versehen.

Es gibt auch eine Reihe von Enzymen, die Methylgruppen abbauen. Sie haben sonderbare Namen wie Zehn-Elf-Translokation, kurz TET (ten-eleven-translocation). Neben den TET-Enzymen gibt es noch andere. Der An- und Abbau von Methylgruppen ist ein dynamischer Prozess, der ständig abläuft und bei dem diese verschiedenen Enzyme zusammenarbeiten. Auf diese Weise regulieren sie ständig, welche Gene wie oft abgelesen werden, und sorgen so für die Aufrechterhaltung der Zellfunktionen.

Wie sich Proteine und Enzyme unterscheiden

Proteine: Bestehen aus langen Ketten aneinandergereihter Aminosäuren und spielen eine entscheidende Rolle in nahezu allen biologischen Prozessen, indem sie als Strukturkomponenten (zum Beispiel Muskulatur) Transportmoleküle (zum Beispiel Hämoglobin) und Signalmoleküle (zum Beispiel Wachstumsfaktor TGF-ß) oder als Enzyme fungieren.

Enzyme: Enzyme sind eine bestimmte Art von Proteinen. Enzyme veranlassen spezifische Reaktionen im Körper, wodurch sich neue Stoffe bilden, die wiederum gewisse Abläufe im Körper verändern. Viele Enzyme benötigen Cofaktoren, damit sie aktiv werden können. Als Cofaktoren fungieren häufig Mineralstoffe, Vitamine oder andere organische Verbindungen.

Histonmodifikationen erleichtern oder erschweren den Zugang zur DNA

Wie gesagt: Die DNA ist wie ein Haar um einen Lockenwickler aufgerollt. Der Lockenwickler besteht aus einem Proteinkomplex, der aus vier Untereinheiten besteht. Diese Proteine heißen Histone. Wie alle Proteine bestehen Histone aus Aminosäuren.

Bei der sogenannten Histonmodifikation werden chemische Markierungen an Histonproteine angehängt oder entfernt. Diese können, wie bei der Methylierung, aus einfachen Methylgruppen bestehen, sehr häufig sind es aber auch Acetylgruppen. Acetyl ist dem Methyl sehr ähnlich, enthält aber ein zusätzliches Sauerstoffatom. Acetylgruppen werden hauptsächlich an die Aminosäure Lysin gebunden, die natürlicherweise in Histonen vorkommt. Methylgruppen sind sowohl an Lysin als auch an Arginin gebunden.

Acetylierung: Die Anlagerung von Acetylgruppen wird als Acetylierung bezeichnet und lockert die Wicklung der DNA um die Histonkomplexe. An ein Lysin können zwischen einer und drei Acetylgruppen angehängt werden. Entscheidend für die Wirkung ist auch die Menge der angehängten Gruppen. So führt eine Acetylierung fast immer zu einer verstärkten Expression eines Gens, es wird häufiger abgelesen und seine Information zum Bau bestimmter Proteine genutzt.

Methylierung: Werden dagegen Methylgruppen an die Histonkomplexe angehängt, kommt es entweder zu einer Aktivierung oder zu einer Verringerung der Genexpression. Entscheidend ist, wo die Methylierung stattfindet. Wie stark die epigenetische Veränderung ist, hängt wie bei der Acetylierung von der Anzahl der angehängten Methylgruppen ab und kann zwischen einer und drei liegen.

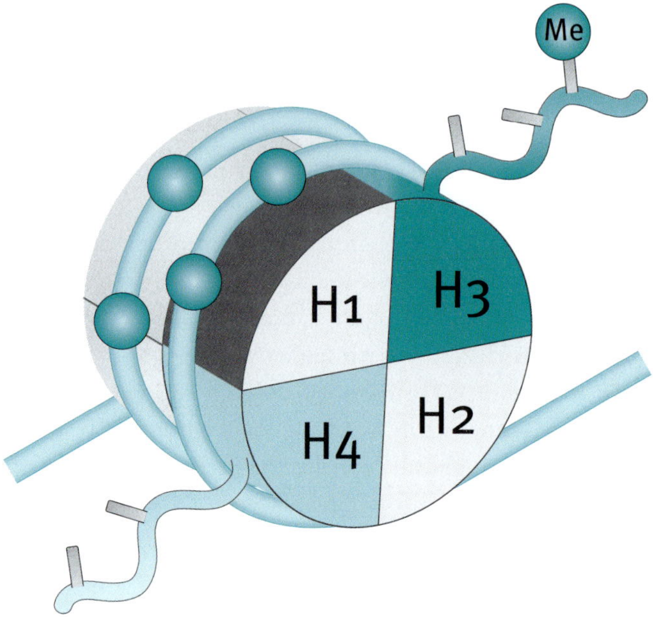

Propionylierung und **Butyrylierung:** Des Weiteren werden die kurzkettigen Fettsäuren Propionat und Butyrat direkt an Histone angelagert bzw. von ihnen abgespalten. Man spricht hier von Propionylierung bzw. Butyrylierung. Es gibt eine Reihe weiterer Substanzen, die ebenfalls an Histone binden. Die Anlagerung erfolgt vor allem an Lysin und Arginin, zwei Aminosäuren, die sehr häufig in Histonen vorkommen.

Die Anlagerung oder Entfernung der verschiedenen Substanzen führt dazu, dass sich die DNA enger oder lockerer um die Histonkomplexe wickelt. Ist die DNA enger um die Histonkomplexe gewickelt, sind die Gene schwerer zugänglich und werden seltener abgelesen. Ist sie lockerer gewickelt, sind die Gene besser zugänglich und können leichter abgelesen werden.

Histonmodifikationen steuern vor allem kurzfristige Prozessänderungen wie die Reaktion des Immunsystems bei Infektionen, die Anpassung des Energiestoffwechsels oder die Bildung neuer Zellen. Acetylierungen verändern sich besonders schnell.

Veränderungen in der Histonmodifikation werden zudem häufig bei verschiedenen Krebs- und neurodegenerativen Erkrankungen beobachtet. Allerdings gibt es nicht die eine typische Veränderung, die in allen Krebszellen oder bei allen Alzheimer-Patienten zu finden ist. Die Veränderungen sind meist sehr vielfältig.

Verschiedene Enzyme sind für die Modifikation der Histonkomplexe verantwortlich, indem sie die unterschiedlichen chemischen Gruppen an die Histonkomplexe anfügen oder von diesen entfernen. Zum Beispiel bindet ein Enzym, nachdem es ein bestimmtes Signal erhalten hat, Acetylgruppen an das Lysin im Histon. Ein anderes Enzym ist darauf spezialisiert, genau diese chemische Gruppe wieder zu entfernen. Es gibt ein weiteres Enzym, das Methylgruppen an das Lysin oder Arginin der Histone anlagert und eines, das diese Gruppen wieder entfernt. Und es gibt weitere, die auf andere chemische Gruppen wie Butyrat und Propionat spezialisiert sind. Diese verschiedenen histonmodifizierenden Enzyme arbeiten zusammen. Auf diese Weise regulieren sie ständig, welche Informationen von welchen Genen wie oft abgelesen werden. Dies ist für die Gesundheit von entscheidender Bedeutung.

Nicht-kodierende RNA reguliert die Feinabstimmung

Bei diesem Mechanismus geht es um RNA-Stücke, deren Information nicht zum Bau von Proteinen genutzt wird. Daher werden sie als nicht-kodierende RNA bezeichnet. Diese RNA-Moleküle können mit der DNA oder mit anderen Proteinen interagieren. Sie beeinflussen die DNA-Methylierung und die Modifikation von Histonen. Die nicht-kodierende RNA ist somit eine Art übergeordneter Regulationsmechanismus, der für die Feinabstimmung der Genexpression sorgt. DNA-Methylierung, Histonmodifikation und nicht-kodierende RNA wirken zusammen und steuern so sehr genau, welche Gene an- und welche abgeschaltet werden, welche Gene weniger oder mehr abgelesen werden. Nur mit diesen Schaltern ist Leben überhaupt möglich.

Auf die Aktivität der verschiedenen Gene kommt es an

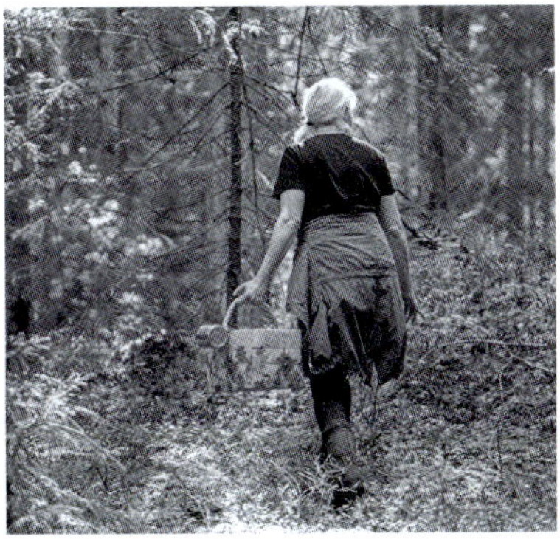

Die epigenetischen Abläufe im menschlichen Körper haben sich über Hunderttausende von Jahren entwickelt. Zum Großteil waren Homo sapiens immer wieder Zeiten ohne Nahrung ausgesetzt. Außerdem mussten sie oft täglich weite Strecken laufen, um essbare Pflanzen, Wurzeln, Pilze und Kleingetier zu finden oder auch hin und wieder ein größeres Tier zu erledigen. Darauf ist das epigenetische Programm des Menschen abgestimmt. Damit kommt er zurecht. Unser heutiges Leben entspricht dem aber nicht mehr. Das bringt die Epigenetik durcheinander. Daher sind es auch nicht die Gene von Oma, die zu Diabetes führen, sondern der Zucker, das Weißmehl und der Bewegungsmangel.

Wenn Sie jedoch wissen, wie Sie epigenetische Schalter wieder auf gesund stellen können, kennen Sie den genialen Mechanismus, mit dem Sie sich selbst heilen können. Sie müssen lediglich Ihre Epigenetik anders programmieren, dann sprudeln Sie wieder vor Lebensfreude und Lebensglück.

Wenn die Zellen müde werden: wie chronische Krankheiten entstehen

Vor der Entwicklung des Ackerbaus war es für die Menschen normal, von Zeit zu Zeit nichts zu essen zu haben. Keine Kleintiere gefunden, falsche Jahreszeit für Grünzeug oder Pilze, nichts gejagt. Vorratshaltung und Viehzucht gab es noch nicht. Dann hieß es Fasten, bis das nächste Essen gefunden oder erlegt wurde. Aber auch seit der Mensch Ackerbau betreibt, gab es nicht immer genug zu essen. Besonders im Spätwinter und Frühjahr, wenn die Wintervorräte aufgebraucht waren und das neue Gemüse noch nicht reif war, kam es zu Engpässen. Interessanterweise hat sich in vielen Kulturen und Religionen gerade zu dieser Jahreszeit ein rituelles Fasten entwickelt. Kurz: Fasten ist das Normale für den menschlichen Körper.

Weil Fasten das Normale ist, hat sich im Laufe der Evolution für die Zeit ohne Nahrungsaufnahme ein ganz bestimmter Prozess entwickelt: die Autophagie, ein geniales Recyclingsystem.

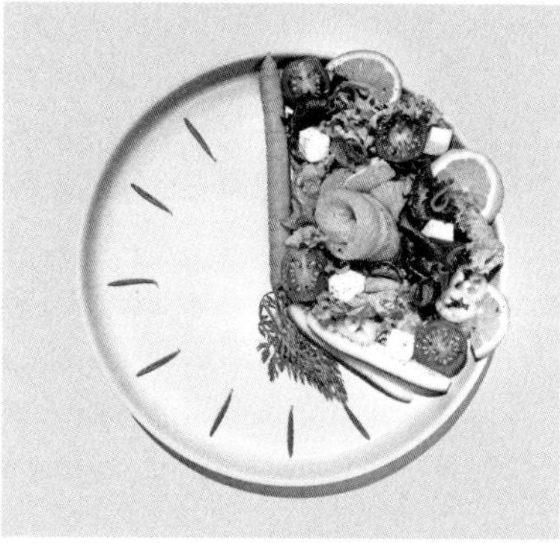

Im Körper werden die ganze Zeit neue Proteine, Enzyme, Hormone und vieles mehr gebildet. Dazu werden viele verschiedene Stoffe benötigt. Der Körper erhält sie normalerweise über die Nahrung. Kommt aber keine Nahrung, wird einfach genommen, was vorhanden ist. Da der Körper aber seine gut funktionierenden Systeme nicht dafür verwenden will, greift er auf die nicht mehr so guten zurück. So entledigen sich die Zellen überflüssiger oder funktionsgestörter Bestandteile. Der Zellschrott wird in kleinste Einheiten zerlegt, die dann wiederverwendet werden. Das sind vor allem Aminosäuren, Fettsäuren und andere Stoffe. Daraus bilden die Zellen dann alles, was sie brauchen, um gesund zu bleiben. Das hat zwei Vorteile: Einerseits wird in besonders hohem Maß Neues gebildet und andererseits werden etwas veraltete oder angeschlagene Zellteile entsorgt. Modernstes Recycling auf zellulärer Ebene! Die Evolution hat aus der Not eine Tugend gemacht: die Rundumerneuerung, auch Autophagie genannt.

Autophagie: das Gelbe-Tonne-Prinzip

Autophagie ist das Putzkommando Ihrer Zellen – sie räumt auf, bevor alter Müll ernsthafte Schäden anrichten kann. Und mehr noch: Sie räumt nicht nur den Müll in die Gelbe Tonne, sondern recycelt ihn auch gleich.

Und das geht so: An eine Membran lagern sich funktionsgestörte Bestandteile an. Die Membran verschließt sich zu einer Kugel und geht mit einem Lysosom eine Verbindung ein. Das Lysosom enthält eine Flüssigkeit, mit der die Bestandteile in ihre Einzelteile zerlegt werden. All das findet innerhalb einer Zelle statt. Autophagie ist entscheidend für die Aufrechterhaltung der Zellgesundheit und die mögliche Vorbeugung verschiedener Krankheiten, insbesondere neurodegenerativer Erkrankungen wie Alzheimer, Parkinson oder Huntington. Autophagie wirkt der Arteriosklerose entgegen und senkt damit das Risiko für Herz-Kreislauf-Erkrankungen. Autophagie schützt die Leber vor Verfettung. Ist die

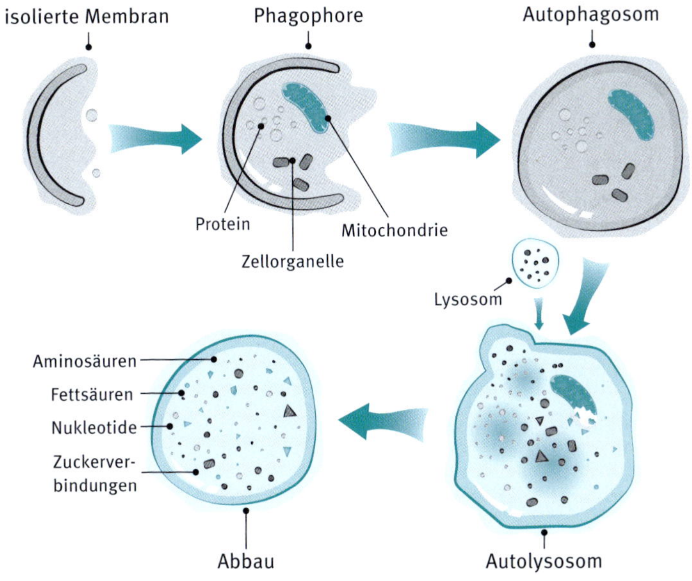

Leber bereits verfettet, wirkt Autophagie heilend. Autophagie stärkt das Immunsystem und reduziert chronische Entzündungen, wodurch auch das Risiko von Autoimmunerkrankungen sinkt. Autophagie ist das Mittel zur Vorbeugung von Krebs oder zur Unterstützung der Heilung von Krebs. Könnte man Autophagie als Pille verkaufen, würden sie alle haben wollen.
Autophagie wird durch Fasten aktiviert. Bei manchen Menschen nach 16 Stunden, bei anderen erst nach 24 Stunden. Bei Menschen mit Insulinresistenz oder Typ-2-Diabetes springt die Autophagie auch nach 24 Stunden nicht an. Doch nach einigen Monaten konsequenter ketogener oder Low-Carb-Ernährung beginnt die Autophagie auch bei Patienten mit Typ-2-Diabetes zu funktionieren. Problematisch ist jedoch, dass in den Industrieländern fast jeder Zweite bis Dritte an einer Insulinresistenz leidet. Viele, ohne es zu wissen. Die Rundumerneuerung, die der Körper zur Aufrechterhaltung der Gesundheit braucht, funktioniert dann nicht mehr.

Neben dem Fasten fördert auch Ausdauersport die Autophagie. »Laufen Sie um Ihr Leben!« Das war einer der wichtigen Sätze in meinen Seminaren. Als ich selbst mit dem Laufen begann, Kohlenhydrate aus meiner Ernährung strich und immer längere Fastenzeiten einlegte, spürte ich, wie sich etwas Grundlegendes in meinem Körper veränderte. Ich spürte, dass in mir neues Leben erwachte. Das war lange bevor die epigenetischen Veränderungen, die zur Autophagie führen, bekannt waren.
Während des Fastens verändert sich die DNA-Methylierung, Histonkomplexe werden modifiziert und die nicht-kodierende RNA wirkt auf bestimmte Gene regulierend. Das führt zum Anschalten sogenannter Autophagie-Gene.

Wie Fehlmethylierungen das Krebsrisiko erhöhen

Im menschlichen Körper werden ständig neue Zellen gebildet. Dafür teilen sich die vorhandenen. Aus einer Leberzelle werden zwei Leberzellen, aus einer Hautzelle zwei. Bei jeder Zellteilung wird zunächst die gesamte DNA verdoppelt. Dafür müssen etwa drei Milliarden Nukleinbasen kopiert werden. Drei Milliarden! Die Reihenfolge muss genau stimmen. Dabei passieren immer wieder Fehler. Fehler nennt man Mutationen. Aber es gibt spezielle Proteine, die nach Fehlern suchen. Sie heißen Tumorsuppressor-Proteine. Es gibt viele verschiedene dieser Proteine, das häufigste ist p53.

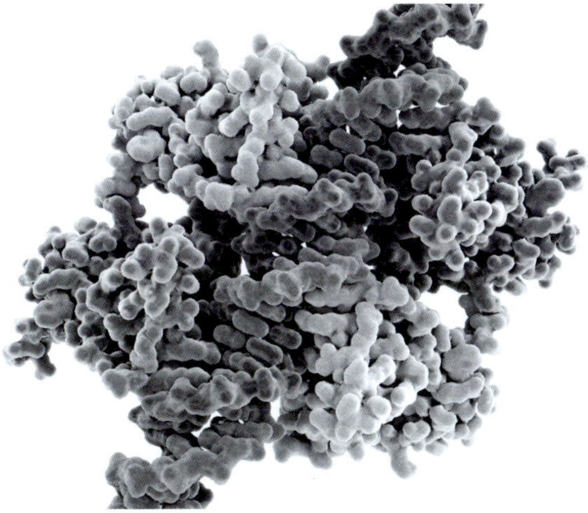

Ist der Fehler in der DNA nicht zu groß, können Tumorsuppressor-Proteine die Reparatur der DNA organisieren. Danach ist die Zelle wieder topfit und kann sich weiter teilen. So wird verhindert, dass sich mutierte Zellen vermehren, Krebs kann nicht entstehen.

Entdecken Tumorsuppressor-Proteine irreparable Fehler, können sie eine Zelle aber auch daran hindern, sich weiter zu teilen. Werden mutierte Zellen an der Vermehrung gehindert, kann auch kein Krebs entstehen.

Ist der Schaden an der DNA so groß, dass die Zelle eine Gefahr darstellt, können Tumorsupressor-Proteine die Zellen sogar absterben lassen. Man spricht dann von Apoptose oder programmiertem Zelltod.

Damit kein Krebs entsteht, müssen bei jeder Zellteilung Tumorsuppressor-Proteine in ausreichender Menge vorhanden sein. In gesunden Zellen werden daher vor einer Zellteilung die Gene für die Herstellung von Tumorsuppressor-Proteinen von Methylgruppen befreit und die Wicklung um die Histonkomplexe gelockert. Die Gene werden abgelesen und viele Tumorsupressor-Proteine gebildet. Bei Krebs sind aber oft genau diese Gene zu stark methyliert, sodass sie nicht oder zu selten abgelesen werden können. Es mangelt dann an Tumorsupressor-Proteinen. Der Kontrollmechanismus ist außer Kraft gesetzt, mutierte Zellen werden nicht mehr daran gehindert, sich zu teilen. Der Krebs ist da. Vor allen Dingen sind oxidativer Stress und chronische Entzündungen für die typischen epigenetischen Veränderungen in diesen Fällen verantwortlich.

Bei Krebs ist zudem die DNA an vielen Stellen zu wenig methyliert. Betroffen sind vor allem Gene, die Informationen für die Zellteilung enthalten. Die Gene werden immer häufiger exprimiert, immer mehr Zellen entstehen. Die natürlichen Bremsen des Zellwachstums gehen verloren, dann ist der Tumor da.

Es gibt noch andere epigenetische Veränderungen, die zu Krebs führen. Aber das würde hier den Rahmen sprengen. Die beiden beschriebenen sind die wichtigsten, die bisher bekannt sind.

Für die Vorbeugung und Heilung von Krebs ist es also entscheidend, epigenetische Schalter wieder auf gesund zu stellen. Da vor allem chronische Entzündungen und oxidativer Stress die Schalter auf »krank« stellen, müssen sie reduziert werden. Für Übergewichtige heißt das: abnehmen, denn das Fett an Bauch, Po oder Hüften sendet entzündungsfördernde Botenstoffe aus. Übergewicht geht immer mit chronischen Entzündungsreaktionen einher. Für gestresste Menschen heißt es: psychischen Stress abbauen, denn auch psychischer Stress führt zu oxidativem Stress, der sich wiederum in chronischen Entzündungen manifestiert. Für fast alle heißt es: Darm heilen, denn ein durchlässiger Darm (Leaky Gut), zu viele ungesunde Darmbakterien (Dysbiose) und angegriffene Zellen der Darmwand führen ebenfalls zu chronischen Entzündungsreaktionen. Darmbeschwerden dieser Art hat fast jeder, der regelmäßig Getreide, Zucker und Alkohol zu sich nimmt. Dies trifft vermutlich auf die große Mehrheit der Bevölkerung zu. Für Bewegungsmuffel heißt es: Sport treiben, denn auch Bewegungsmangel trägt zur Bildung von oxidativem Stress bei.

Übergewicht und Insulinresistenz schalten Jungbrunnen-Gene aus

Damit der Körper gesund und möglichst lange jung bleibt, muss er sich ständig erneuern. Dazu bilden sich überall und immerzu neue Zellen, besonders schnell in der Leber und in der Haut, langsamer im Nervensystem. Übergewicht und Insulinresistenz verändern epigenetische Schalter, sodass dieser Mechanismus nicht mehr richtig funktioniert. Adipositas und Insulinresistenz lassen Menschen also schnell altern und machen sie anfällig für chronische Krankheiten.

Insulinresistenz ist eine Vorstufe von Diabetes Typ 2 und wird durch den Verzehr von zu vielen Kohlenhydraten verursacht. Die Insulinresistenz tritt in der Regel 10 bis 15 Jahre vor dem Typ-2-Diabetes auf. Aber nicht jeder, der an einer Insulinresistenz leidet, erkrankt an Diabetes, bei vielen bleibt es bei einer Insulinresistenz. Schulmedizinisch wird eine Insulinresistenz meist nicht erkannt, sodass viele Betroffene nichts von ihrem Gesundheitsproblem wissen. Wie viele Menschen in Europa an einer Insulinresistenz leiden, ist schwer zu sagen, da sie in der Regel nicht diagnostiziert wird. Man kann aber von 20 bis 30 Prozent der Erwachsenen ausgehen. Betroffen sind nicht nur Übergewichtige, sondern auch viele Normalgewichtige.

Mangel an Insulin-Rezeptoren führt zu Energiekrisen

Fast alle Körperzellen besitzen auf ihrer Oberfläche sogenannte Insulin-Rezeptoren. Ständig werden neue Insulin-Rezeptoren gebildet und alte abgebaut. In einer gesunden Zelle bleibt die Anzahl der Rezeptoren konstant. Die Zellen benötigen die Rezeptoren, um auf die Signale, die Insulin übermittelt, reagieren zu können.

Nach einer Mahlzeit, die viele einfach aufgebaute Kohlenhydrate enthält, steigt zuerst der Blutzuckerspiegel und dann der Insulinspiegel an. Insulin dockt an die Rezeptoren an und der Zucker wird aus dem Blut in die Zellen transportiert und zur Energiegewinnung genutzt. Bei einer für uns normalen Ernährung folgt eine Mahlzeit mit vielen einfach aufgebauten Kohlenhydraten auf die nächste. Der Blutzuckerspiegel ist fast ständig erhöht, ebenso der Insulinspiegel. Die ganze Zeit über sind viele Rezeptoren der Zellen mit Insulin besetzt. Dies führt zu epigenetischen Veränderungen.

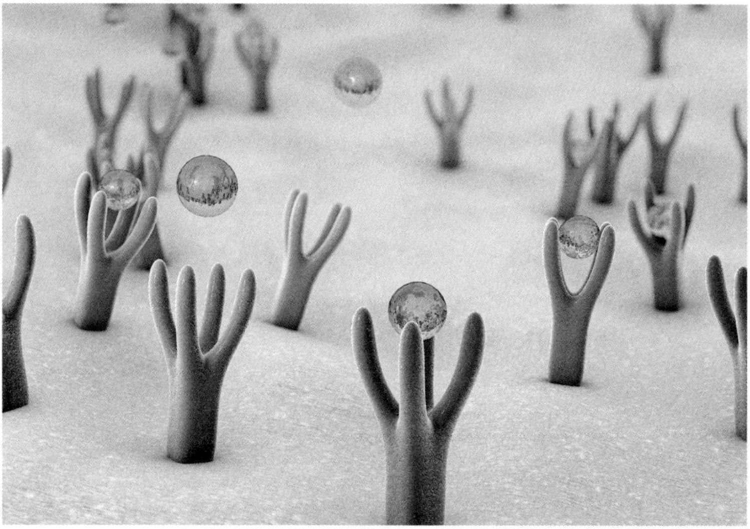

Gene, die die Information für den Bau der Rezeptoren in sich tragen, werden stärker methyliert und die Wicklungen um die Histonkomplexe werden enger. Die Informationen können nicht mehr so häufig abgelesen werden. Die Neubildung von Insulin-Rezeptoren geht zurück. Gleichzeitig werden aber weiterhin alte Insulin-Rezeptoren abgebaut. Dadurch sinkt die Gesamtzahl der Insulin-Rezeptoren. Die Zellen reagieren nun nicht mehr auf Insulin. Das bringt erhebliche Folgen mit sich. Unter anderem nimmt der Glukosetransport in die Zellen ab, die Zellen geraten in Energiekrisen, weil ihnen Glukose fehlt. Im Körper kann generell Energie auch aus Fettsäuren oder Ketonkörpern hergestellt werden, wenn keine Glukose vorhanden ist. Bei einer Insulinresistenz funktioniert das aber nicht. Den Zellen steht somit zu wenig Treibstoff zur Energieherstellung zur Verfügung. Das spürt man, ständige Müdigkeit und Erschöpfung sind die Folge.

Gestörte Signalwege führen zu mehr Fett im Blut

Die epigenetischen Veränderungen der Insulin-Rezeptoren finden auch in den Zellen des Fettgewebes statt. Das führt dazu, dass die verminderte Anzahl von Insulin-Rezeptoren den Fettzellen einen niedrigen Insulinspiegel vorgaukeln. Bei niedrigem Insulinspiegel setzen Fettzellen normalerweise Triglyceride frei, die dann von anderen Zellen zur Energiegewinnung genutzt werden können. Insulinresistente Fettzellen setzen ebenfalls Triglyceride frei. Nur können andere Zellen die Triglyceride bei einer Insulinresistenz nicht zur Energieherstellung nutzen. Der Triglycerinspiegel im Blut steigt an. Erhöhte Triglyceridwerte sind immer ein Warnzeichen für eine bestehende oder drohende Insulinresistenz.

Insulinresistenz einfach und unkompliziert feststellen

Nüchtern-Triglyceride und HDL-Cholesterin werden häufig und standardmäßig gemessen und die Kosten dafür werden von den Krankenkassen übernommen. Wenn man die Messung selbst veranlasst, kostet sie nur wenige Euro. Der folgende Quotient gibt an, wie gut die Zellen auf Insulin reagieren. Werte um 1 gelten als gesund, Spitzenwerte liegen um 0,5.

Die Berechnung funktioniert nur, wenn die Messergebnisse in mg/dl vorliegen. Im Internet gibt es Umrechnungsseiten von mmol/l in mg/dl, zum Beispiel unter https://unitslab.com.

$$\frac{\text{Nüchtern-Triglyceride (mg/dl)}}{\text{HDL-Cholesterin (mg/dl)}} = ?$$

Der Test eignet sich zur lebenslangen Überwachung einer möglichen Insulinresistenz.

Wie Energiemangel das Immunsystem schwächt

Die verminderte Energieherstellung in insulinresistenten Zellen führt dazu, dass die Gene mit der Information für den Bau von zwei Enzymen, die an der Energieherstellung beteiligt sind, stärker methyliert und enger an die Histonkomplexe gewickelt werden. Die Gene können nicht mehr so häufig abgelesen werden, die Enzyme werden nicht mehr in ausreichender Menge hergestellt. Die beiden Enzyme sind aber nicht nur an der Energieherstellung beteiligt, sondern für viele andere Prozesse wichtig. Mangelt es an diesen beiden Enzymen, werden diese ebenfalls beeinträchtigt.

Beispielsweise sind diese beiden Enzyme für die Reifung bestimmter Zellen des Immunsystems, der sogenannten T-Zellen und Fresszellen (Makrophagen), unerlässlich. Diese Zellen spielen eine zentrale Rolle im Immunsystem. Sinkt die Konzentration der beiden Enzyme, werden zu wenige dieser beiden Immunzellen gebildet. Dies kann zu Autoimmunerkrankungen wie rheumatoider Arthritis, Hashimoto, Lupus, Schuppenflechte und anderen führen. Auch Allergien können vermehrt auftreten und das Krebsrisiko ist erhöht.

Die beiden Enzyme sind aber auch an der Zellerneuerung beteiligt. Ist die Konzentration der beiden Enzyme zu niedrig, werden zu wenige neue Zellen gebildet. Normalerweise hemmen die beiden Enzyme auch den programmierten Zelltod (Apoptose). In manchen Fällen ist es sinnvoll, dass kranke Zellen absterben. Fehlen die beiden Enzyme jedoch, sterben auch Zellen ab, die normalerweise überleben könnten. Die Gesamtzahl der Zellen sinkt. Die Abnahme der Zellzahl ist eines der typischen Merkmale des Alterungsprozesses. Eine Insulinresistenz beschleunigt also das Altern.

Die Zellerneuerung ist aber auch für viele Organe und Gewebe wie Herz und Blutgefäße, Gehirn, Muskulatur, Knochen und Leber sehr wichtig. Daher ist es nicht verwunderlich, dass ein Mangel an beiden Enzymen zu Herz-Kreislauf-Erkrankungen, Alzheimer und Parkinson, Osteoporose und Sarcopenia, dem Abbau von Muskelmasse, führen kann.

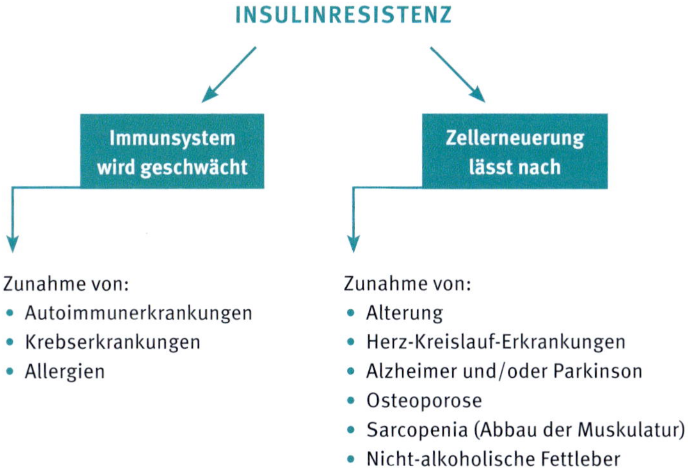

Epigenetische Veränderungen der Geschmacksknospen

Eine Insulinresistenz führt auch zu Veränderungen in den Geschmacksknospen. Zum einen sterben vermehrt Zellen der Geschmacksknospen ab und werden nicht erneuert, das vermindert die Geschmackswahrnehmung insgesamt.

Zum anderen werden Gene, die Informationen zur Herstellung von Stoffen enthalten, die für die Erkennung von süß, salzig und sauer notwendig sind, seltener abgelesen. Fehlen diese Stoffe, können diese Geschmacksrichtungen nicht mehr so gut wahrgenommen werden. Das führt dazu, dass viele Betroffene immer süßere Backwaren, Desserts oder Kuchen bevorzugen. Auch der Salzkonsum bei herzhaften Speisen nimmt zu.

Epigenetische Veränderungen der Insulinresistenz sind reversibel

Die schädlichen epigenetischen Veränderungen bei einer Insulinresistenz werden ausschließlich durch einen zu hohen Verzehr einfach aufgebauter Kohlenhydrate hervorgerufen. Werden diese rigoros weggelassen, wie es bei einer Low-Carb- oder ketogenen Diät der Fall ist, verschwinden die schädlichen epigenetischen Veränderungen mit der Zeit. Wie lange es dauert, bis in den Zellen die Gene für die Herstellung der Insulin-Rezeptoren, die Gene für die Herstellung der beiden wichtigen Enzyme und weitere wichtige Gene wieder in einem gesunden Maß abgelesen werden, hängt von der Schwere der Insulinresistenz ab. Entscheidend ist auch, wie konsequent einfach aufgebaute Kohlenhydrate aus der Nahrung verbannt werden. Es kann einen bis mehrere Monate dauern, bis die Zellen wieder in gesundem Maße auf Insulin reagieren. Dieser Prozess wird durch intermittierendes Fasten und Sport beschleunigt.

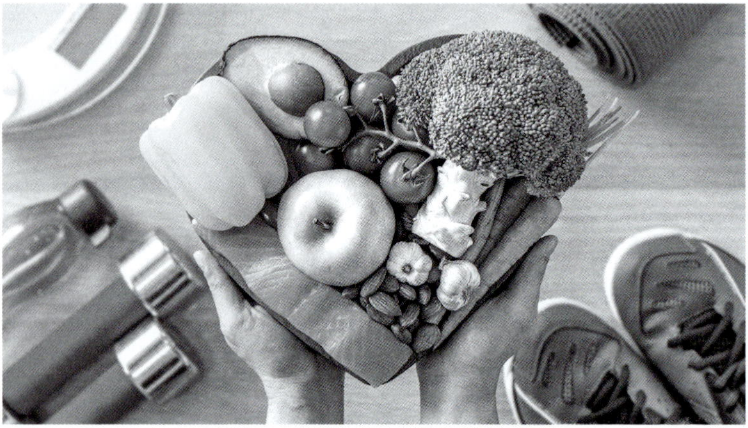

Autoimmunerkrankungen: Es gibt immer Gründe für die Überreaktion des Immunsystems

Warum das Immunsystem bei einer Autoimmunerkrankung körpereigene Zellen angreift, war lange Zeit ein Rätsel. Inzwischen sind Autoimmunerkrankungen viel besser erforscht, sowohl einige Ursachen als auch typische epigenetische Veränderungen sind bekannt.

Es ist unlogisch, dass das Immunsystem ohne Grund körpereigene Zellen angreift. Warum sollte sich der Körper selbst zerstören? Norma-

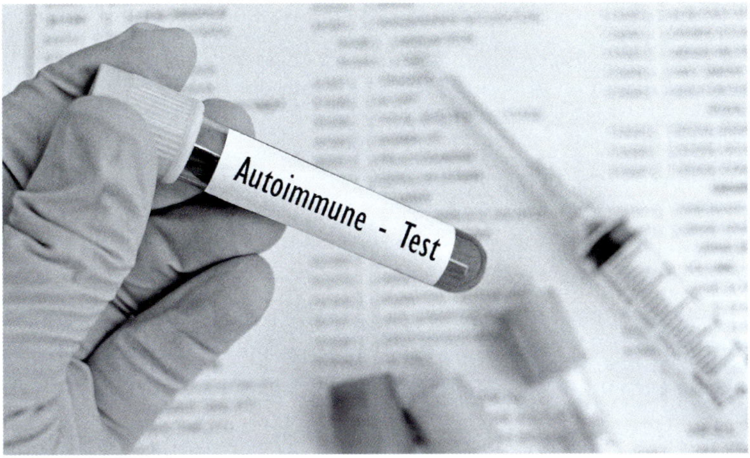

lerweise greift das Immunsystem nur körperfremde Stoffe an. Das Immunsystem kann auch sehr gut zwischen körperfremd und körpereigen unterscheiden. Inzwischen gibt es viele Hinweise darauf, dass auch bei Autoimmunerkrankungen körperfremde Stoffe und nicht grundlos körpereigenes Gewebe vom Immunsystem bekämpft werden, dabei wird körpereigenes Gewebe in Mitleidenschaft gezogen.

Wie bei vielen chronischen Erkrankungen müssen aber oft mehrere Faktoren zusammenkommen, damit sich die Krankheit manifestiert. Autoimmunerkrankungen gehen häufig mit einer Insulinresistenz einher. Eine Insulinresistenz führt wiederum zu epigenetischen Veränderungen im Immunsystem. Die Anzahl von zwei bestimmten Immunzellen, nämlich T-Zellen und Makrophagen, nimmt ab. Dies trägt zur Entstehung einer Autoimmunerkrankung bei.

Auch Virusinfektionen können zur Entstehung einer Autoimmunerkrankung beitragen, insbesondere wenn die Infektion über einen längeren Zeitraum andauert. Außerdem gibt es Viren, die den Thymus befallen. Im Thymus, einem Organ des Lymphsystems, reifen bestimmte Zellen des Immunsystems (T-Zellen) heran. Die Viren stören einen Kontrollmechanismus im Thymus, wodurch fehlerhaft aufgebaute T-Zellen freigesetzt werden, die dann körpereigenes Gewebe angreifen können.

Einen weiteren Effekt hat psychischer Stress. Er führt zu oxidativem Stress. Oxidativer Stress ist wiederum ein starker epigenetischer Schalter. Insbesondere verändert sich die Epigenetik des Immunsystem negativ. Psychischer Stress kann so ebenfalls zur Entstehung von Autoimmunerkrankungen beitragen.

Leaky Gut als Bakterienschleuder

Neue Forschungsergebnisse zeigen einen Zusammenhang zwischen einem Leaky Gut und Autoimmunerkrankungen. Von einem Leaky Gut spricht man, wenn die Zellen der Darmwand nicht mehr lückenlos durch sogenannte Tight Junctions miteinander verbunden sind. Stattdessen entstehen mikroskopisch kleine Gänge zwischen den Zellen der Darmwand. Durch diese winzigen Öffnungen dringen Darmbakterien, unverdaute Nahrungsbestandteile und Giftstoffe in den Körper ein und verteilen sich überall. Das Immunsystem bekämpft die Eindringlinge.

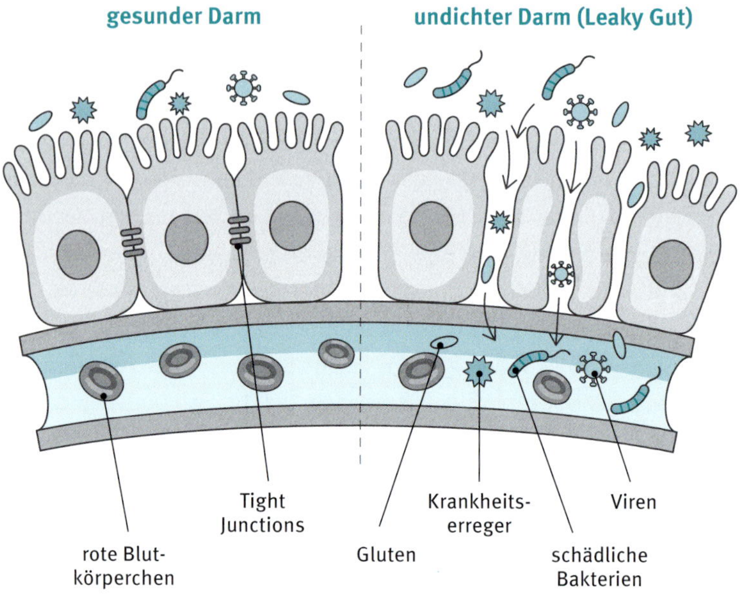

Inzwischen ist es Wissenschaftlern gelungen, Bestandteile von Darmbakterien in Geweben nachzuweisen, die von Autoimmunerkrankungen betroffen sind. So wurden zum Beispiel in den Gelenken von Patienten mit rheumatoider Arthritis verschiedene Bakterienrückstände gefunden. Bei systemischem Lupus erythematodes finden sich besonders viele Bakterienreste im Blut. In der Bauchspeicheldrüse von Patienten mit Diabetes Typ 1, ebenfalls eine Autoimmunerkrankung, konnten Wissenschaftler Bakterien einer anderen Art nachweisen. Auch bei Multipler Sklerose bekämpft das Immunsystem Bakterienreste, die sich in den Nervenzellen befinden. Bei Autoimmunerkrankungen der Schilddrüse wie Hashimoto hingegen wurden bisher keine Bakterien direkt nachgewiesen, obwohl auch diese Erkrankungen mit einem Leaky Gut einhergehen. Es besteht sogar ein Zusammenhang zwischen der Durchlässigkeit des Darms und der Menge der Antikörper, die die Schilddrüse angreifen. Je durchlässiger der Darm, desto mehr Antikörper und desto schlechter der Zustand der Schilddrüse.

Effektive Marker für den Nachweis von Leaky Gut

Das Protein I-FABP kommt normalerweise nur in den Zellen der Darmwand vor. Ist diese jedoch geschädigt, wie es bei einem Leaky Gut der Fall ist, kommt es auch im Blut vor.

Die Messung von I-FABP ist derzeit der beste Marker zur Erkennung eines Leaky Gut. Bei einem neu aufgetretenen Leaky Gut sind auch die Zonulin-Werte erhöht, die ebenfalls gemessen werden können.

Leaky Gut entsteht durch mehrere problematische Veränderungen im Darm. Zum einen führt der Verzehr von Gluten zu einem vorübergehenden Leaky Gut. Wenn man nur ein- oder zweimal pro Woche etwas Glutenhaltiges zu sich nimmt, hat das keine negativen Auswirkungen.

Die Gänge zwischen den Zellen der Darmwand werden immer wieder verschlossen. Folgt aber eine glutenhaltige Mahlzeit auf die nächste, ist der Darm dauerhaft offen. Das ist dann ein Problem. Diese Reaktion auf Gluten hat nichts mit einer Glutenunverträglichkeit oder Zöliakie zu tun. Diese Reaktion tritt bei allen Menschen auf, bei manchen etwas stärker, bei anderen etwas schwächer.

Auch eine Dysbiose, d. h. eine ungünstige Zusammensetzung der Darmbakterien, trägt zur Entstehung eines Leaky Gut bei. Bei einer Dysbiose befinden sich zu viele schädliche Bakterien im Darm. Sie sind problematisch, weil sie beim Absterben giftige Stoffe, sogenannte Lipopolysaccharide, kurz LPS, freisetzen. Das Immunsystem des Darms bekämpft sie. Es kommt zu Entzündungsreaktionen, die auch die Darmwand angreifen und den Darm durchlässig machen. Die schädlichen Bakterien vermehren sich vor allem dann, wenn die Nahrung viele einfach aufgebaute Kohlenhydrate und Zucker enthält.

Des Weiteren tragen psychischer Stress, Schlafstörungen, Alkohol und Nikotin zur Entstehung eines Leaky Gut bei.

Das Mikrobiota-Profil zur Erkennung einer Dysbiose

Einige Labors bieten eine Stuhluntersuchung an, bei der ein Mikrobiota-Profil erstellt wird. Als Mikrobiota wird die Gesamtheit der im Darm llebenden Bakterien, Pilze und Viren bezeichnet. Bei der Untersuchung wird vor allem die Menge an gesundheitsfördernden und gesundheitsschädlichen Darmbakterien bestimmt. Außerdem wird die Vielfalt der Bakterienarten, die sogenannte Biodiversität, ermittelt. Eine größere Vielfalt gilt als gesundheitsfördernd.

Autoimmunerkrankungen zeigen epigenetische Veränderungen in Genen des Immunsystems

Gene, die die Information für die Produktion von Stoffen oder neuen Zellen des Immunsystems tragen, unterliegen sehr häufigen und oft kurzfristigen Veränderungen. Wenn zum Beispiel ein Virus bekämpft werden muss oder Bakterien durch eine Wunde eingedrungen sind, verändern sich Methylierungen und Histonmodifikationen an vielen Genen, die mit dem Immunsystem in Verbindung stehen. Außerdem werden vermehrt spezielle nicht-kodierende RNAs gebildet. Sind alle Eindringlinge beseitigt, werden die veränderten Abschnitte wieder stärker methyliert und die DNA wieder enger um die Histonkomplexe gewickelt. Die entsprechenden Gene werden nicht mehr so häufig abgelesen, viele Substanzen zur Bekämpfung der Eindringlinge werden nicht mehr oder nur noch in geringen Mengen gebildet.

Anders bei Autoimmunerkrankungen. Hier sind die epigenetischen Schalter so eingestellt, dass die Gene für die Produktion entzündungsfördernder Botenstoffe ständig abgelesen und die Stoffe ständig produziert werden.

Bei vielen Autoimmunerkrankungen wie der rheumatoiden Arthritis oder dem systemischen Lupus erythematodes ist die DNA insgesamt zu wenig methyliert. Ursache ist ein Teufelskreis. Entzündungen lassen die Methylierung der DNA insgesamt abnehmen. Vor allem aber an Genen, die Informationen für das Immunsystem tragen. In der Folge werden immer mehr entzündungsfördernde Substanzen gebildet, die nicht nur die Autoimmunreaktionen verschlimmern, sondern auch dazu führen, dass die DNA-Methylierung immer weiter abnimmt. Bei anderen Autoimmunerkrankungen wie der Multiplen Sklerose sehen die epigenetischen Veränderungen etwas anders aus. Hier sind einige Bereiche der DNA zu stark und andere zu schwach methyliert.

Autoimmunerkrankungen sind heilbar

In der Schulmedizin gelten Autoimmunerkrankungen als unheilbar. Meine Erfahrung ist eine andere. In meine Praxis kamen besonders viele Menschen mit scheinbar unheilbaren Krankheiten, die sonst nirgendwo mehr Hilfe bekamen. Ich habe ihnen immer gesagt: »Ich helfe Ihnen.« Ich konnte das mit so großer Überzeugung sagen, weil ich es oft genug beobachtet hatte. Vorausgesetzt, die Patienten beseitigten die Ursache für die schädlichen epigenetischen Veränderungen. Das lag natürlich nicht in meiner Macht. Das mussten sie selbst tun, und dann hat die Selbstheilung eingesetzt. Drei Faktoren sind für die Heilung von Autoimmunerkrankungen besonders wichtig:

Weg mit den Carbs: Wenn eine Insulinresistenz besteht, muss diese durch konsequente Low-Carb- oder ketogene Ernährung aufgehoben werden. Der wunderbare Quotient aus Nüchtern-Triglyceriden und HDL-Cholesterin ist ein gutes und kostengünstiges Instrument, um den Fortschritt zu überprüfen.

Der Darm muss dicht sein. Dies wird durch eine Ernährung erreicht, die reich an Gemüse, Fetten und Proteinen ist. Mehr dazu in meinem Buch *77 Tipps für einen gesunden Darm.*

Essenzielle Nährstoffe helfen, die epigenetischen Schalter wieder auf gesund zu stellen. Siehe Anhang ab Seite 196.

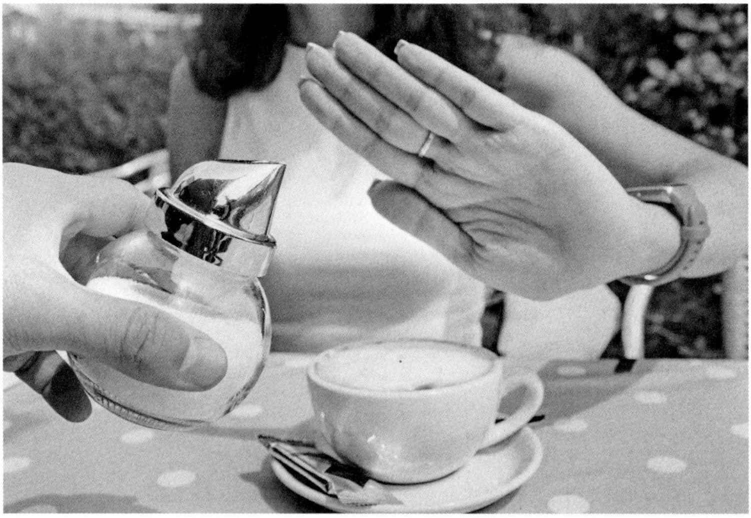

Epigenetik neurodegenerativer Erkrankungen

Zu den neurodegenerativen Erkrankungen gehören Alzheimer, Parkinson, ALS (Amyotrophe Lateralsklerose), Huntington und einige andere. Die Alzheimer-Krankheit ist bei Weitem die häufigste, aber auch an Parkinson leiden viele Menschen. Alle neurodegenerativen Erkrankungen gehen mit epigenetischen Veränderungen einher, die sich von Krankheit zu Krankheit, aber auch von Individuum zu Individuum unterscheiden. Dennoch gibt es einige typische Veränderungen, die sehr häufig auftreten.

Zu viel Beta-Amyloid im Gehirn

Bei vielen Alzheimer-Patienten kommt es zu einer Ansammlung von Beta-Amyloid zwischen den Gehirnzellen. Dabei handelt es sich um ein spezielles Eiweiß, das vom Gehirn nur in geringen Mengen benötigt wird. Wenn es sich jedoch ansammelt, schädigt es das Gehirn. Kleine Verklumpungen von Beta-Amyloid sind besonders schädlich, weil sie giftige Substanzen freisetzen. Man nennt sie Oligomere. Diese Giftstoffe schädigen die Nervenzellen und können sie sogar absterben lassen. Mit

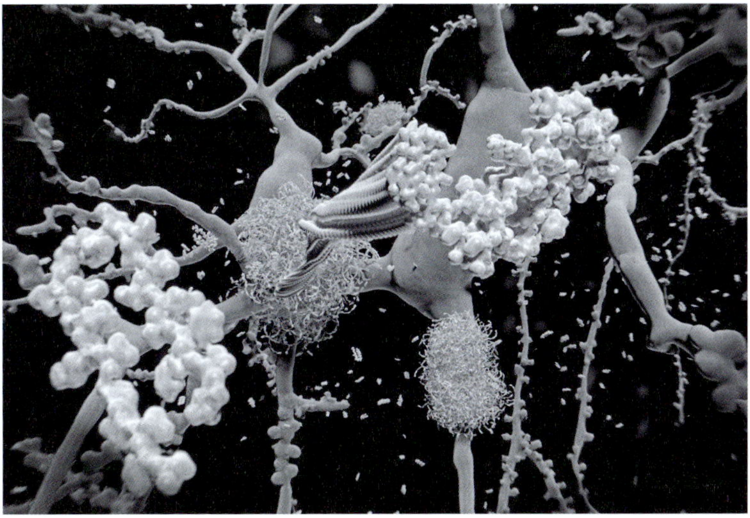

dem Absterben der Nervenzellen gehen die im Gehirn gespeicherten Informationen verloren und neue Eindrücke und Erfahrungen können nicht gespeichert werden. Alzheimer-Patienten verlieren ihr Gedächtnis.

Neben den gefährlichen kleinen Beta-Amyloid-Klumpen gibt es auch riesige Ansammlungen von Beta-Amyloid, sie werden Plaques genannt. Sie stören die Kommunikation zwischen den Nervenzellen, die wichtig ist, um gespeicherte Informationen abzurufen oder neue Informationen zu speichern. Somit verlieren Alzheimer-Patienten diese Fähigkeiten. Plaque reduziert auch die Nährstoffaufnahme der Gehirnzellen und kann die Blutversorgung des Gehirns beeinträchtigen, was wiederum die Gehirnzellen schädigt. Die Ablagerungen von Beta-Amyloid führen auch zur Bildung sogenannter Tau-Fibrillen. Dabei handelt es sich um ein bestimmtes Protein, das sich in den Nervenzellen in zu großen Mengen ansammelt. Auch dies schädigt die Nervenzellen und gehört zu den typischen Veränderungen bei Alzheimer.

Gene für die Amyloidproduktion sind überaktiv

Beta-Amyloid wird vor allem deshalb vermehrt gebildet, weil das Gen, das die Information für den Bau dieses Proteins trägt, nicht ausreichend methyliert ist. Die Information zum Bau von Beta-Amyloid wird zu oft abgelesen, es wird immer mehr Beta-Amyloid gebildet und sammelt sich im Gehirn an.

Dabei ist Beta-Amyloid an sich nicht schädlich. Das Gehirn braucht das Protein sogar, um normal zu funktionieren. Allerdings nicht in zu großen Mengen. Liegt Beta-Amyloid in einer gesunden Konzentration im Gehirn vor, ist es an der Reizweiterleitung und Informationsverarbeitung im Gehirn beteiligt. Beta-Amyloid ist entscheidend für die Funktion der Synapsen, also der Stellen, an denen neuronale Impulse von einer Nervenzelle auf die nächste übertragen werden. Im gesunden Gehirn stärkt Beta-Amyloid daher das Gedächtnis. Außerdem hat Beta-Amyloid eine antibakterielle Wirkung. Das Protein ist an der Abwehr schädlicher Stoffe, insbesondere von Bakterien, die in das Gehirn eindringen, beteiligt.

Neben den genannten epigenetischen Veränderungen treten bei Alzheimer-Patienten noch weitere auf. Viele davon betreffen Gene, die Informationen für die Herstellung von Proteinen für Entzündungsreaktionen tragen. Neben Veränderungen in der Methylierung sind Histonmodifikationen und Veränderungen in der nicht-kodierenden RNA typisch.

Epigenetische Veränderungen haben immer eine Ursache

Die Abnahme der Methylierung des Gens, das die Information für den Bau von Beta-Amyloid trägt, passiert nicht einfach so, sondern ist eine Reaktion auf chronische Entzündungen. Beta-Amyloid wird zur Bekämpfung der Entzündung benötigt. Hört die Entzündung allerdings nie auf, wird ständig zu viel Beta-Amyloid gebildet. So eine chronische Entzündung hat meistens mehrere Ursachen. Einerseits kann sie ent-

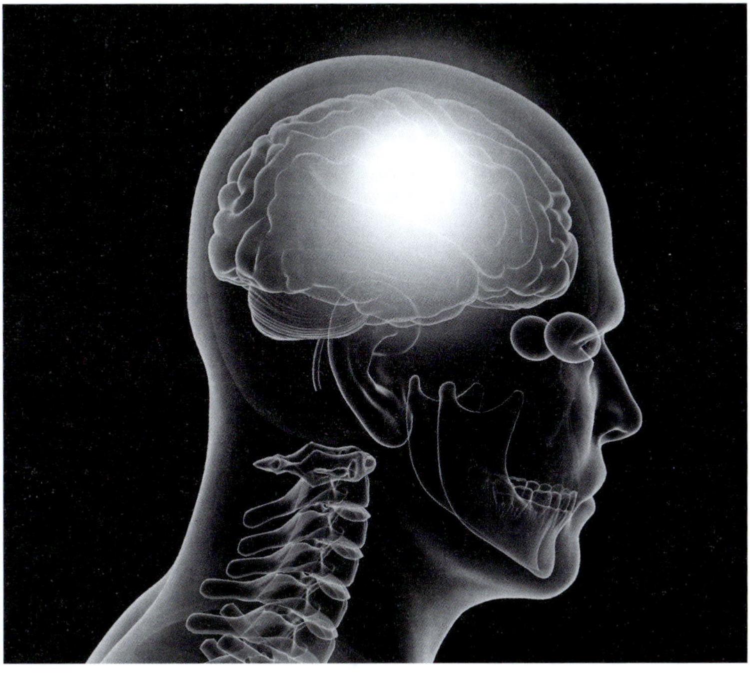

stehen, wenn die Energie im Gehirn überwiegend aus Glukose, also aus Kohlenhydraten, und nicht aus Ketonen gewonnen wird. Aber auch psychischer Stress und Bewegungsmangel können zu chronischen Entzündungen im Gehirn führen. In den letzten Jahren ist der Zusammenhang zwischen Darmgesundheit und Alzheimer in den Fokus der Wissenschaft gerückt.

Eine leichte chronische Entzündung des Gehirns kann durch einen Leaky Gut entstehen. Bei einem Leaky Gut ist der Darm mit mikroskopisch kleinen Löchern übersät, durch die immerzu Stoffe in den Körper gelangen, die dort nicht hingehören, wie Darmbakterien, Fäkalien, unverdaute Nahrung und auch Stoffe, die frei werden, wenn schädliche Darmbakterien absterben, allen voran Lipopolysaccharide. Ein Leaky Gut geht oft mit einem Leaky Brain einher. Die Blutgefäße im Gehirn sind von einer speziellen Schutzschicht umgeben. Ihre Aufgabe ist es, nur ganz bestimmte Stoffe aus dem Blutkreislauf ins Gehirn zu lassen. Diese Schutzschichten werden als Blut-Hirn-Schranken bezeichnet. Beim Leaky Brain weisen sie, ähnlich wie die Darmwand beim Leaky Gut, mikroskopisch kleine Löcher auf. Durch sie dringen schädliche Stoffe ins Gehirn ein. Das Immunsystem des Gehirns reagiert. Da Beta-Amyloid an der Bekämpfung von Bakterien beteiligt ist, wird es vermehrt gebildet. Damit es sich vermehren kann, wird das Gen, das die Information für den Bau von Beta-Amyloid trägt, demethyliert. Da aber ständig neue schädliche Stoffe ins Gehirn gelangen, hört diese Immunreaktion nie auf. Das Immunsystem kämpft und kämpft, es wird immer mehr Beta-Amyloid gebildet. Immunreaktionen und die vermehrte Bildung von Beta-Amyloid können schon 20 Jahre vor den ersten Symptomen der Alzheimer-Krankheit auftreten. Nach Jahren oder Jahrzehnten der vermehrten Bildung von Beta-Amyloid haben sich so viele Oligomere und Plaques gebildet, dass die Nervenübertragungen nicht mehr richtig funktionieren. Das Gedächtnis geht verloren.

Neben der vermehrten Bildung von Beta-Amyloid als Teil einer Immunreaktion gibt es noch weitere Zusammenhänge zwischen Leaky Gut und Alzheimer. So wird Beta-Amyloid auch im Darm gebildet. Bei einem Leaky Gut und einem Leaky Brain kann das im Darm gebildete

Beta-Amyloid aus dem Darm ins Gehirn wandern und sich dort ablagern. Außerdem gibt es einige negative Rückkopplungsschleifen. So sind an der Abwehr von Fremdstoffen im Gehirn verschiedene Immunzellen beteiligt. Sind sie aktiv, regen sie die Bildung von immer mehr Beta-Amyloid an. Zu viel Beta-Amyloid führt aber wiederum zu einer verstärkten Immunreaktion. Es ist ein Teufelskreis. Das System gerät aus den Fugen. All diese Prozesse werden immer durch epigenetische Veränderungen gesteuert.

Schädliche epigenetische Veränderungen verschwinden jedoch, wenn keine weiteren Giftstoffe ins Gehirn gelangen, wenn psychischer Stress und Bewegungsmangel verschwinden. Prinzipiell kann Alzheimer bei ersten Symptomen durch konsequente Änderung der Lebensweise rückgängig gemacht werden, ist die Schädigung aber schon sehr weit fortgeschritten, ist dies nicht mehr möglich.

Da die ersten Veränderungen fast 20 Jahre vor den typischen Alzheimer-Symptomen auftreten, ist es sinnvoll, ein Leben lang auf Darmgesundheit, ausreichend Bewegung und Entspannung zu achten. Regelmäßige Tests zur Feststellung eines Leaky Gut sind empfehlenswert. Dabei handelt es sich um eine Blutuntersuchung, die von einigen Laboren angeboten wird.

Alzheimer – eine besondere Form der Zuckerkrankheit

Alzheimer wird manchmal auch als Diabetes Typ 3 bezeichnet. Dies ist durchaus verständlich, da auch eine Insulinresistenz die Methylierung des Beta-Amyloid-Gens beeinflusst.

Eine Insulinresistenz führt zu zahlreichen epigenetischen Veränderungen, die viele verschiedene Stoffwechselwege betreffen. Eine davon ist die Demethylierung von Genen, die für die Produktion von Beta-Amyloid verantwortlich sind. Dies ist nicht verwunderlich, da diese Proteine an der Aufnahme von Glukose aus dem Blut in die Gehirnzellen zur Energiegewinnung beteiligt sind. Wird das Gehirn durch eine kohlenhydratreiche Ernährung ständig mit Glukose überschwemmt, bildet sich immer mehr Beta-Amyloid, das hilft, Glukose aus dem Blut in die Zellen zu transportieren. Damit mehr Beta-Amyloid gebildet werden kann, wird das Gen, das die Information für seine Herstellung trägt, demethyliert.

Bis zu einem gewissen Grad dient Beta-Amyloid so der Energiegewinnung im Gehirn. Bildet sich jedoch zu viel Beta-Amyloid, das sich zu Plaques zusammenschließt, behindern diese Ablagerungen die Aufnahme von Glukose. Die Nervenzellen erhalten nicht mehr genügend Energie und werden weiter geschädigt.

Dies kann nicht passieren, wenn das Gehirn anstelle von Glukose Ketone zur Energiegewinnung nutzen kann. Ketone entstehen auf natürliche Weise bei einer Low-Carb- oder ketogenen Ernährung.

Das Alzheimer-Risiko-Gen

Viele Gene kommen in verschiedenen Varianten vor, von denen einige das Risiko für bestimmte Krankheiten erhöhen. Am bekanntesten ist wohl das Brustkrebs-Gen. Es gibt aber auch ein sogenanntes Alzheimer-Gen, das APOE4 genannt wird. Bisher sind drei Varianten des APOE-Gens bekannt: APOE2, APOE3 und APOE4. Zwei dieser Gene erbt man von seinen Eltern. Erbt man beispielsweise von der Mutter APOE3 und vom Vater APOE4, so ist man Träger von APOE3/APOE4 und hat statistisch gesehen ein vierfach erhöhtes Risiko, an Alzheimer zu erkranken im Vergleich zu jemandem der APOE3/APOE3 geerbt hat. Hat man von beiden Elternteilen das sogenannte Alzheimer-Gen geerbt, ist man Träger von APOE4/APOE4 und hat ein zwölffach erhöhtes Risiko im Vergleich zu Menschen, die kein APOE4 tragen. Ob man an Alzheimer erkrankt oder nicht, hängt aber nicht in erster Linie von der Genvariante ab, sondern vom Lebensstil und damit von der Aktivität dieses Gens.

APOE-Proteine haben viele wichtige Aufgaben. Sie sind für den Transport von Fetten im Gehirn zuständig. Nervenzellen brauchen Fette für ihre Zellmembranen und für die Schutzschicht um den längsten Arm einer Nervenzelle, die sogenannte Myelinschicht. APOE-Proteine sind an Aufräumvorgängen im Gehirn und an der Aktivität der Synapsen beteiligt, sie beeinflussen den Blutfluss und

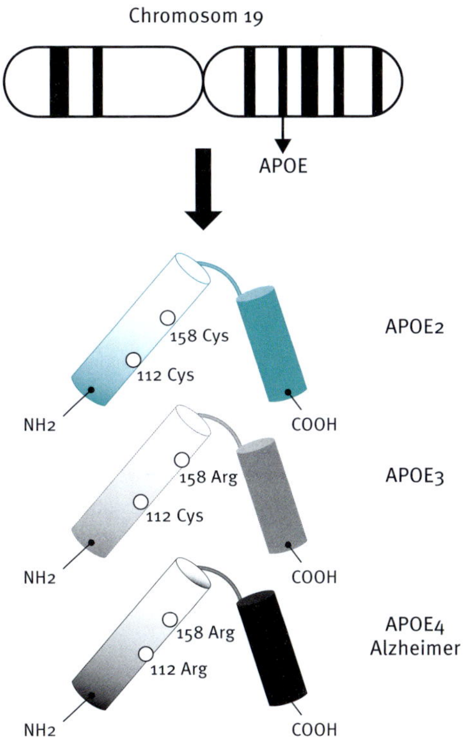

sind auch an Immunreaktionen beteiligt. APOE ist also zunächst einmal nichts Schlechtes. APOE4 wird mit besonders starken Immunreaktionen in Verbindung gebracht. Gefährlich wird APOE4 also erst, wenn das Gen, das die Information zum Bau dieser Proteinvariante enthält, zu oft abgelesen wird, es also Methylgruppen verliert oder sich vom Histonkomplex löst. Dies geschieht vor allem bei chronischen Entzündungsreaktionen im Gehirn. Diese wiederum entstehen vor allem durch Leaky Gut und/oder wenn die Energie überwiegend aus Kohlenhydraten und nicht aus Ketonen gewonnen wird, durch chronischen psychischen Stress oder Bewegungsmangel. Diese Faktoren hat man selbst in der Hand. Kein APOE4-Träger ist also zu Alzheimer verdammt. Der Lebensstil entscheidet.

Typische epigenetische Veränderungen bei der Parkinson-Krankheit

Auch bei der neurodegenerativen Erkrankung Parkinson kommt es zu einer Vielzahl epigenetischer Veränderungen. Einige davon betreffen nur bestimmte Regionen des Gehirns. Zudem treten bei verschiedenen Patienten unterschiedliche epigenetische Veränderungen auf. Die meisten Veränderungen betreffen jedoch vor allem Gene, die Informationen für den Bau von Proteinen enthalten, die an der Signalübertragung von einer Nervenzelle zur anderen beteiligt sind. Außerdem sind Gene betroffen, die die Information für den Bau von Proteinen tragen, die am Energiestoffwechsel in den Mitochondrien mitwirken, oxidativen Stress abwehren oder am Abbau geschädigter Mitochondrien beteiligt sind. Eine der am besten untersuchten epigenetischen Veränderungen ist die eines Gens, das die Information für den Bau des Proteins Alpha-Synuclein enthält. Das Gen ist in zu geringem Maße methyliert, wodurch zu viel Alpha-Synuclein gebildet wird.

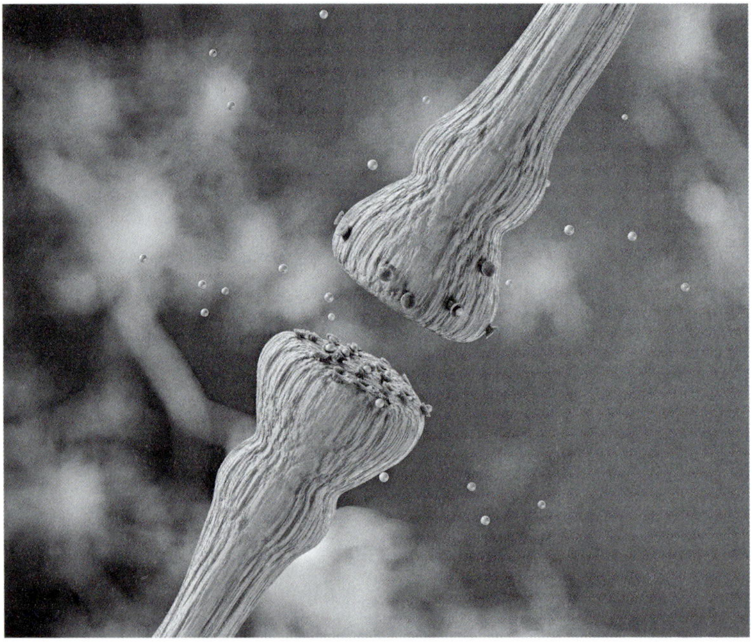

Wie Beta-Amyloid ist Alpha-Synuclein an sich nicht gefährlich, das Gehirn braucht das Protein. Es spielt eine entscheidende Rolle beim Transport und der Ausschüttung von Neurotransmittern, insbesondere von Dopamin. Außerdem ist es wichtig für die Aufrechterhaltung der gesunden Zellform und den Schutz der Nervenzellen vor dem vorzeitigen programmierten Zelltod. Darüber hinaus aktiviert Alpha-Synuclein Stammzellen und trägt so zur Bildung neuer Nervenzellen bei.

Wird im Gehirn jedoch zu viel Alpha-Synuclein produziert, bilden sich giftige Verklumpungen, sogenannte Lewy-Körperchen. Ihr Gift greift die Gehirnzellen an. Außerdem wird der Transport und die Freisetzung von Botenstoffen wie Dopamin durch die Alpha-Synuclein-Verklumpungen gestört. Dies trägt zum Absterben der dopaminergen Nervenzellen bei, das charakteristisch für die Parkinson-Krankheit ist.

Wie bei allen anderen chronischen Erkrankungen nimmt die Methylierung an den betroffenen Genen nicht einfach so ab, auch kommt es nicht ohne Grund zu den weiteren epigenetischen Veränderungen, die bei Parkinson oft beobachtet werden. Zwar sind noch nicht alle Auslöser für die Veränderungen bekannt, aber man kann bereits sagen, dass eine Insulinresistenz zu einer generellen Abnahme der Methylierung führt. Dies kann sich auch auf epigenetische Schalter auswirken, die an der Entstehung der Parkinson-Krankheit beteiligt sind. Außerdem wird ein Zusammenhang zwischen der verminderten Methylierung des Alpha-Synuclein-Gens und einer erhöhten Harnsäurekonzentration im Gehirn vermutet. Parkinson-Patienten haben häufig zu viel Harnsäure im Gehirn. Störungen des Harnstoffzyklus und erhöhte Harnstoffwerte können oxidativen Stress verstärken. Aber auch einige Chemikalien erhöhen oxidativen Stress, der wiederum zu negativen epigenetischen Veränderungen führt, und stehen unter Verdacht, Parkinson mit auszulösen.

Epigenetische Veränderungen bei Herz-Kreislauf-Erkrankungen

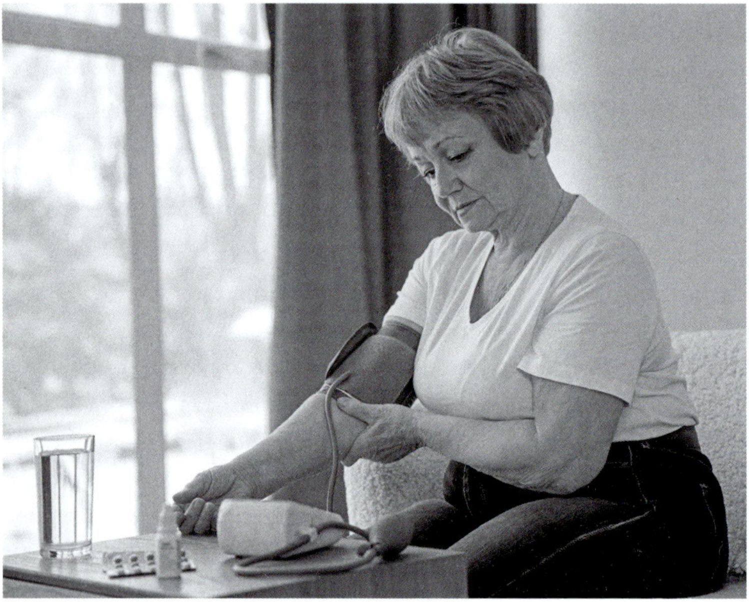

Herz-Kreislauf-Erkrankungen gehen mit verschiedenen physiologischen Veränderungen einher, die das Herz und die Blutgefäße betreffen. Vor allem nimmt die Elastizität der Blutgefäße ab, sie werden zunehmend steifer. Das kann Folgen für das Herz haben, vor allem für die linke Herzkammer, die dafür zuständig ist, sauerstoffreiches Blut mit hohem Druck durch die Hauptschlagader in den gesamten Körper zu pumpen. Häufig führt die Steifigkeit der Blutgefäße zu einer Vergrößerung der linken Herzkammer. Steife Blutgefäße erhöhen den Widerstand im Kreislaufsystem, sodass das Herz mehr Kraft aufwenden muss, um das Blut durch den Körper zu pumpen. Mehr Kraft bedeutet, dass sich der Muskel vergrößert und somit das Volumen der linken Herzkammer zunimmt. Im Gegensatz zum Wachstum der Skelettmuskulatur ist ein einseitiges Wachstum des Herzmuskels jedoch ungesund.

Bei Herz-Kreislauf-Erkrankungen kommt es häufig auch zu einer Verdickung und Versteifung der Blutgefäße am Herzen und im ganzen Körper sowie zu Plaque, also dicken Ablagerungen in den Blutgefäßen. Diese Veränderungen werden durch Arteriosklerose sowie durch Kollagen- und Kalziumablagerungen verursacht. Häufig sind besonders die Herzkranzgefäße von Plaque betroffen. Das sind die Blutgefäße, die das Herz umgeben und den Herzmuskel mit Blut und damit mit lebenswichtigem Sauerstoff und Nährstoffen versorgen. Plaque findet sich aber auch oft in den Halsschlagadern, die rechts und links im Hals verlaufen und vor allem das Gehirn mit Blut versorgen.

Außerdem ist bei Herz-Kreislauf-Erkrankungen oftmals die Erregungsleitung des Herzens gestört. Im gesunden Herzen wird in den sogenannten Schrittmacherzellen in regelmäßigen Abständen ein Impuls erzeugt, der sich über das gesamte Herz ausbreitet. Er sorgt für einen regelmäßigen Herzschlag. Bei Herz-Kreislauf-Erkrankungen kann es zum einen vorkommen, dass der Initialimpuls entweder zu selten oder zu häufig auftritt. Zum anderen kann die Ausbreitung des Impulses gestört sein. Auch verschiedene Fehlfunktionen können zu Vorhofflimmern führen. Alle drei genannten Probleme sind verschiedene Formen von Herzrhythmusstörungen.

Es gibt nicht die eine Herz-Kreislauf-Erkrankung

So unterschiedlich verschiedene Herz-Kreislauf-Erkrankungen sind, so unterschiedlich sind auch die epigenetischen Veränderungen.

Herz-Kreislauf-Erkrankungen liegen jedoch immer chronische Entzündungen zugrunde, weshalb viele Gene, die Informationen zur Herstellung von Stoffen für das Immunsystem tragen, häufig abgelesen werden. Die erhöhte Entzündungsaktivität führt wiederum zu vielen weiteren epigenetischen Veränderungen, die beispielsweise Versteifung der Blutgefäße und Bildung von Arteriosklerose mit sich bringen.

Blutgefäße verlieren ihre Elastizität durch verschiedene Faktoren. Unter anderem steigt die Kalziumkonzentration in den Gefäßwänden, außerdem können sich gefährliche AGEs (Advanced Glycation Endproducts) in den Blutgefäßen ablagern, ähnlich wie im Gehirn. Bei AGEs handelt es sich um Proteine, Lipide und Nukleinsäuren, die duch Kohlenhydrate (Glukose, Fruktose) irreversibel verklebt sind. Ein Mangel an Stickstoffmonoxid verengt die Blutgefäße und macht sie ebenfalls steifer, aber auch die Abnahme von Elastin und die Zunahme von Kollagen lassen die Blutgefäße steifer werden. All diese Probleme gehen mit epigenetischen Veränderungen einher.

Ebenso führen verschiedene Faktoren zur Bildung der gefährlichen Plaque in den Blutgefäßen bzw. zur Arteriosklerose, wobei jedoch immer Fettablagerungen, vor allem oxidiertes LdL-Cholesterin, und teilweise auch Kalzium abgelagert werden. Die Plaque behindert den Blutfluss.

Zwei Beispiele sollen den Zusammenhang zwischen chronischer Entzündung, den dadurch ausgelösten epigenetischen Veränderungen und deren Auswirkung auf die Steifigkeit des Blutgefäßes einerseits und die Arteriosklerose andererseits verdeutlichen:

Gene, die Kollagen produzieren, sind überaktiv

Herz-Kreislauf-Erkrankungen gehen häufig mit einer Abnahme von Elastin und einer Zunahme von Kollagen in den Gefäßwänden einher. Elastin ist ein elastisches Strukturprotein, das für die Formgebung und den Zusammenhalt verschiedener Gewebearten verantwortlich ist. Es kommt vor allem in der Lunge, der Haut und den Blutgefäßen vor. Besonders wichtig ist es für die Dehnbarkeit großer Blutgefäße wie der Aorta. Kollagen ist ebenfalls ein Strukturprotein und kommt in verschiedenen Geweben wie Haut, Knochen, Sehnen, Bändern, Knorpel und auch in Blutgefäßen vor. Kollagen ist wesentlich fester als Elastin.

Entzündungsreaktionen, wie sie durch eine Ernährung mit vielen einfach aufgebauten Kohlenhydraten, Leaky Gut, Alkoholkonsum, Bewegungs- und Schlafmangel sowie psychischem Stress hervorgerufen werden, führen zu einer Reduktion der Methylierung und zu einer Lockerung der Wicklung um die Histonkomplexe bestimmter Gene. Sie enthalten die Informationen für den Bau von Stoffen, die am körpereigenen Recyclingsystem beteiligt sind. In geringen Mengen sind diese Stoffe notwendig. Werden sie jedoch zu aktiv, bauen sie Elastin in den Wänden der Blutgefäße ab. Elastin wird vor allem im Säuglingsalter, in der Kindheit und im Jugendalter gebildet. Danach nimmt seine Produktion stark ab. Deshalb kann es nicht einfach ersetzt werden. Stattdessen wird das fehlende Elastin durch Kollagen kompensiert. Das ist einer der Gründe, warum Blutgefäße ihre Elastizität verlieren.

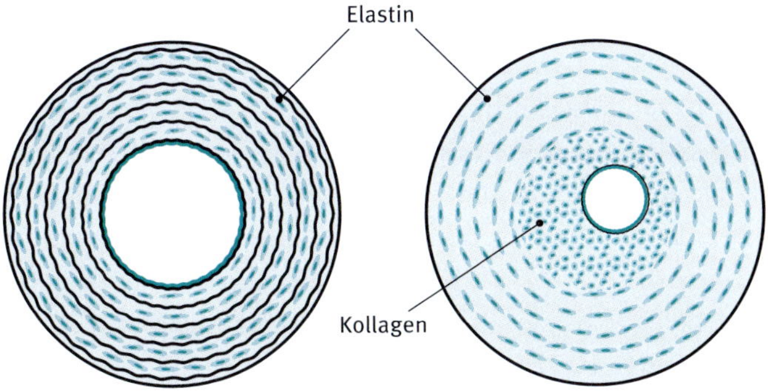

gesunde Arterie

Arterie der es an Elastin mangelt

Zu viele Transporter für einen gefährlichen Stoff

Der Arteriosklerose, also der gefährlichen Plaque, die die Blutgefäße verengt, gehen immer kleine Verletzungen der Gefäßwand voraus. Sie können durch verschiedene Faktoren hervorgerufen werden, oft kommen mehrere zusammen. Rauchen, hoher Blutzucker und Bluthochdruck können dazu führen, dass die Innenschicht der Blutgefäße einreißt. Es entstehen winzige Verletzungen. Aber auch Bakterien, die sich aufgrund eines Leaky Gut in den Blutgefäßen verteilen, oder entzündungsfördernde Botenstoffe, die im Fettgewebe bei Übergewichtigen entstehen, schädigen die innere Schicht der Blutgefäße. Auf diese kleinen Verletzungen reagiert das Immunsystem. Makrophagen, das sind ganz bestimmte Zellen des Immunsystems, sammeln sich an.

Rauchen, chronische Entzündungen und chronisch hoher Blutzucker verringern die Methylierung und verändern die Wicklung um den Histonkomplex an einem bestimmten Gen. Es enthält die Information für den Bau eines bestimmten Transporters, der oxidiertes LDL-Cholesterin einsammelt und es in die Makrophagen transportiert. Das Gen wird zu häufig abgelesen und zu viele dieser Transporter werden gebildet. Makrophagen sammeln sich normalerweise an den kleinen Verletzungen in den Blutgefäßen an. Kommt es nicht nur zu den Verletzungen, sondern auch zu der vermehrten Herstellung der Transporter, werden die Makrophagen immer größer und größer. Es bilden sich die bekannten Schaumzellen. Dies ist der erste Schritt zur Entstehung von Arteriosklerose und der gefährlichen Plaque.

Das gleiche Protein, das oxidiertes LDL in die Makrophagen transportiert, kommt auch an anderen Stellen vor und übernimmt weitere Aufgaben. Unter anderem spielt es eine Rolle im Immunsystem. Wird es im Übermaß gebildet, fördert es Entzündungen an den Gefäßwänden. Vor allem beeinflusst es die Anheftung von Makrophagen an verletzte Stellen.

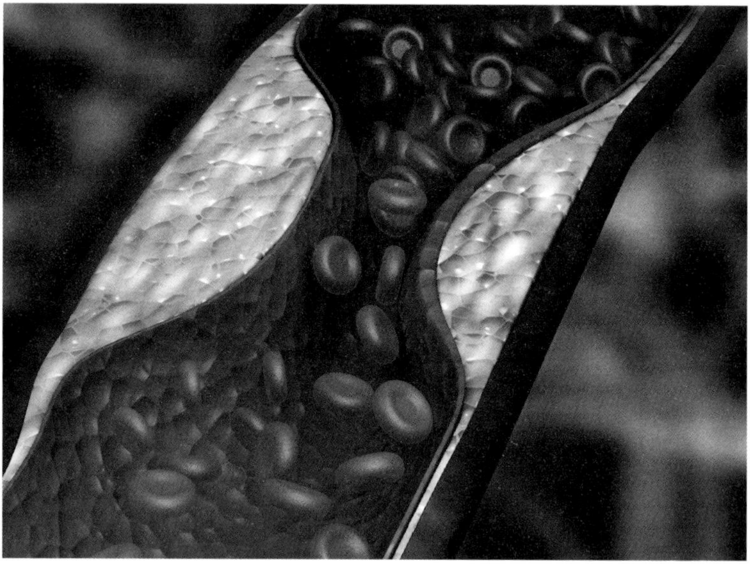

Das sind, wie gesagt, nur zwei Beispiele. Viele weitere epigenetische Veränderungen tragen zur Entstehung von Herz-Kreislauf-Erkrankungen bei. Viele der epigenetischen Veränderungen werden durch chronische Entzündungsreaktionen und/oder erhöhte Blutzuckerspiegel hervorgerufen. Dem ist der Mensch nicht ausgeliefert. Chronische Entzündungsreaktionen können immer durch einen entzündungshemmenden Lebensstil reduziert werden. Das bedeutet: viel Gemüse und etwas Obst, ausreichend Proteine und Fette, Verzicht auf Zucker und den Großteil der Getreideprodukte. Wichtig sind auch Bewegung, ausreichend Schlaf und Stressreduktion, kurz: Ernährung – Bewegung – Denken.

Zusammenfassung: Das Geheimnis des zweiten Gen-Codes

Gene enthalten die Baupläne für alle Vorgänge im menschlichen Körper, aber die Epigenetik bestimmt, welche Pläne umgesetzt werden. Dieser zweite genetische Code wird Epigenetik genannt und wird erst seit Anfang der 2000er-Jahre systematisch erforscht. Die Epigenetik erklärt, warum eineiige Zwillinge mit identischen Genen unterschiedliche körperliche und zum Teil auch charakterliche Merkmale aufweisen und unterschiedlich auf Krankheitserreger reagieren. Umweltfaktoren wie Ernährung, Bewegung, Stress und sogar Gedanken beeinflussen die Epigenetik. Da zwei Menschen nie völlig identische Umweltbedingungen erfahren, selbst eineiige Zwillinge nicht, ist das epigenetische Muster bei jedem Menschen etwas anders.

Gene werden an- oder abgeschaltet, ihre Aktivität wird herunter- oder hochreguliert. Wie in einem Haus, in dem nicht überall das Licht brennt und nicht jede Lampe gleich hell sein muss. Dieser epigenetische Mechanismus macht es möglich, dass aus einer einzigen befruchteten Eizelle so unterschiedliche Organe wie Gehirn, Haut, Leber, Knochen und vieles mehr entstehen.

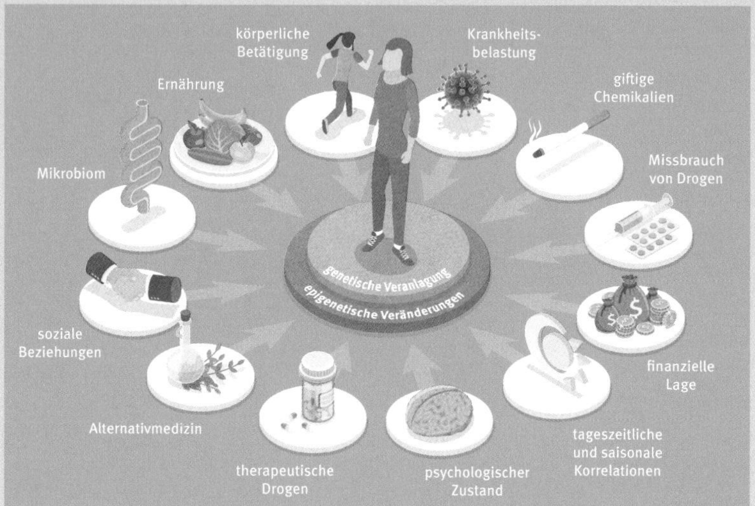

Gene sind je nach Tageszeit unterschiedlich aktiv, gesteuert durch epigenetische Markierungen. So sorgt die Epigenetik beispielsweise dafür, dass morgens mehr Cortisol ausgeschüttet wird, um den Körper auf den Tag vorzubereiten, während abends die Melatoninproduktion für einen erholsamen Schlaf sorgt. Epigenetische Mechanismen sorgen auch dafür, dass beim Sport mehr Energie produziert wird und vieles mehr.

Die Epigenetik hat das Potenzial, Krankheiten vorzubeugen und die Lebensqualität zu verbessern. Wer versteht, dass Gene nicht unser Schicksal sind, sondern durch den Lebensstil aktiv gesteuert werden können, hat ein mächtiges Werkzeug in der Hand.

Der erste genetische Code:

- Er wird von den Eltern an die Nachkommen vererbt.
- Er ist unveränderlich.
- Er ist in allen Zellen des Körpers gleich (oder zumindest fast gleich).

Der zweite genetische Code:

- Bestimmt, welche Gene aktiv sind und welche nicht.
- Er ist wichtig für die Entwicklung von der befruchteten Eizelle bis hin zur Erneuerung bestimmter Zellen für bestimmte Organe beim Erwachsenen.
- Ist wesentlich für die tageszeitlichen und situativen Anpassungen des Körpers.
- Ernährung, Bewegung, Entspannung und vieles mehr schalten bestimmte Gene an oder aus, oder verstärken oder vermindern ihre Aktivität.
- Der zweite genetische Code wird zum Teil vererbt ist aber größtenteils im späteren Leben veränderbar.

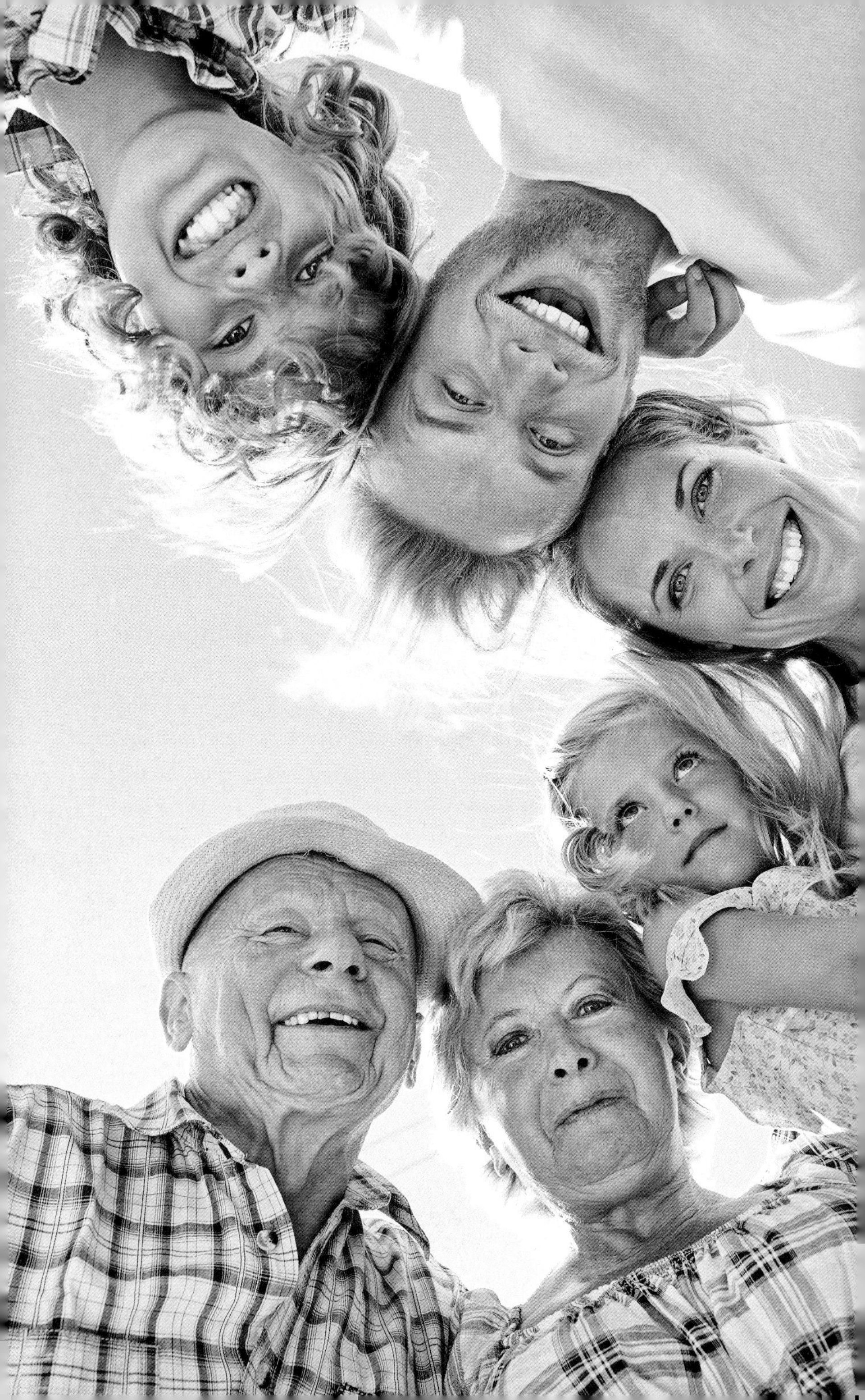

Wir erben viel mehr als nur Gene

Der Stress, das Übergewicht, die Krankheiten oder sogar das Rauchen unserer Eltern hat einen Einfluss auf unsere Genschalter. Ja: Epigenetische Veränderungen, die Krankheiten auslösen, können tatsächlich vererbt werden. Daher kann unsere Anfälligkeit für Krankheiten kommen, das kann die Ursache sein von Depression und Speckbauch. Das Zauberwort heißt allerdings nicht Epigenetik, sondern »kann« – und das ist die gute Nachricht: Viele dieser epigenetischen Spuren können wir durch einen gesünderen Lebensstil beeinflussen oder sogar rückgängig machen.

Zu Fuß nach Bayern

An meinem ersten Ultralauf nahm ich teil, als ich ungefähr zwei Jahre alt war – als Zuschauer 1945. Gezogen von meiner Mutter und meiner Großmutter auf einem hochbepackten Leiterwagen von Görlitz nach Erlangen. Auf dem Wagen der gesamte Besitz (recht übersichtlich) und neben mir noch meine beiden Brüder und mein Cousin. Langstrecke. Im Winter. Ohne Essen. 384 Kilometer. Allein absolviert von zwei Frauen. Und Sie schwärmen mir etwas vor von Extremläufen? Da könnte meine Oma nur müde lächeln.

Was der Krieg mit den Genen macht

Was Krieg mit Menschen macht, das haben die meisten Deutschen – trotz Kaltem Krieg, trotz den Kriegen im Irak, im ehemaligen Jugoslawien und in anderen Gebieten – in den 1980er- und 1990er- Jahren beiseitegeschoben. Wer selbst »Kriegskind« war, wollte an die Nächte im Bunker, an den Hunger, an die Angst auch nicht mehr denken. Verständlich. Und trotzdem steckt das alles in uns. In der Psyche, das weiß man schon lange. Aber auch in der Epigenetik, das weiß man noch nicht so lange, doch gerade das ist wesentliches Wissen: Ihre Angst, Ihr schwacher Magen, Ihre Depression, Ihr Reizdarm, Ihre Albträume, Ihre Nervosität … das alles stammt mit hoher Wahrscheinlichkeit nicht nur aus Ihrem Alltag, nicht allein aus Ihrer Zeit. Das kommt auch von den Erfahrungen Ihrer Mütter, Ihrer Großmütter, die Sie oder Ihre Eltern unter höllischen Strapazen, bei Kälte und Erschöpfung zu Fuß über unglaubliche Langstrecken, ohne Schlaf, ohne Brot durch den Krieg gerettet haben.

Was allein Schlafentzug anrichtet: Für den Körper ist er nichts anderes als Stress. Doch epigenetisch wird ein entscheidender Schalter umgelegt – der Promoter des Glukokortikoid-Rezeptor-Gens (klingt kompliziert, ist aber nur der Startknopf für einen der »Stressregler« in uns). Fehlt Schlaf, wird dieser Bereich durch Methylierung blockiert. Ergebnis? Der Körper reagiert überempfindlich auf jede Kleinigkeit. Studien zeigen: Wer Schlafentzug hat oder in sehr jungen Jahren gestresst wurde, hat es später schwerer, Stress zu bewältigen. So einfach ist das. Eigentlich.

Aber dass es so ist, lässt sich nicht so einfach erforschen. Wie soll man ein Trauma bewerten, das 70 Jahre zurückliegt? Wie kann man unterscheiden, ob ein im Fränkischen aufgewachsener Kassenarzt epigenetische Veränderungen in sich trägt, weil er im zarten Kleinkindalter gewisse Reisestrapazen überstanden hat, oder ob es die überfüllte Kassenarztpraxis ist, die so viel Stress verursacht hat, dass epigenetische Marker umgeschaltet wurden? Weil der Mensch keine Laborratte ist, blieb den Forscherteams lange nichts anderes übrig, als sich genau darauf zu konzentrieren: Laborratten.

Trauma schaltet Sie auf Dauerstress – und Ihre Kinder … und Ihre Enkel …

Eine der führenden Forscherinnen auf diesem Gebiet ist die Schweizer Neurobiologin Isabelle Mansuy.[7] Sie wollte wissen, was epigenetisch passiert, wenn man ganz junge Mäuse von ihren Müttern trennt. Die Folge ließ sich ganz konkret an ihren DNA-Schaltern ablesen: Die Gene, die normalerweise Serotonin im Gehirn verteilen und die Stimmung auf »Glück« stellen, funktionierten bei den alleingelassenen Jungmäusen nicht mehr richtig. Und – das war die Überraschung – sie funktionierten später auch bei deren Kindern nicht. Und – noch eine Überraschung – bei deren Kindern auch nicht. Damit war klar: Trauma wird vererbt. Aber wie ist das beim Menschen? Die man nicht unter strengen Laborbedingungen beobachten kann?

2016 kam die Psychologin Rachel Yehuda von der New Yorker Mount Sinai School of Medicine auf die Idee, eine ganz genau bestimmbare Gruppe von Menschen zu untersuchen, die nachweislich unbeschreiblichen Stress überlebt haben: 32 Holocaust-Überlebende. Und 22 ihrer Kinder.[8] Und wieder zeigte sich eine klar erkennbare Traumafolge direkt in der DNA-Schaltung: Sowohl die traumatisierten Eltern als auch ihre Kinder hatten eine veränderte Methylierung auf einer bestimmten Stelle des Gens FKBP5. Klingt abstrakt. Hat aber sehr konkrete Auswirkungen: Genau dieses Gen ist dafür verantwortlich, eine Stressreaktion im Körper irgendwann auch wieder abzuschalten, damit wir uns wieder erholen können. Wenn das Gen aber nicht so methyliert ist, wie es sein soll, dann kann es auch die Stressreaktion nicht ausschalten. Die Folge: Dauerstress im Körper, Dauerangst im Kopf, auf lange Sicht eine deutlich erhöhte Gefahr, an Depressionen zu erkranken, oder an Krebs.[9] Über mehrere Generationen. Genannt *intergenerationelle Weitergabe von Trauma*. Aber wie kann das überhaupt passieren? Wie wird ein DNA-»Bug«, ein Programmierfehler, von einer Generation zur nächsten weitergereicht?

Wie übertragen sich DNA-»Bugs«?

Es gibt drei Hauptwege, über die epigenetische Veränderungen von einer Generation zur nächsten weitergegeben werden könnten.

Keimzellen: Traumatische Erlebnisse vor der Zeugung können epigenetische Spuren in Eizellen und Spermien hinterlassen. Das Genmaterial selbst bleibt unberührt – aber die Steuerung der Gene, wie sie an- oder abgeschaltet werden, wird verändert. Das kann das Stresssystem des Kindes hypersensibel machen, so als würde der Körper sich auf eine bedrohliche Umwelt einstellen. So wird die nächste Generation für Gefahren sensibilisiert, noch bevor sie geboren ist.

Botenstoffe: Trauma oder Stress vor oder in der Schwangerschaft treffen nicht nur die Mutter. Über Hormone und Botenstoffe, die durch die Plazenta gehen, kommen diese Stresssignale auch beim Baby an. Ob Freude oder Angst, ob Stress oder Trauma – das Kind spürt alles mit. Und seine epigenetischen Schalter reagieren drauf.

Bindung: Die ist entscheidend. Wenn die Mutter traumatisiert oder ständig ängstlich ist, merkt das auch das Kind. Die Art, wie sie mit dem Baby umgeht – ob Nähe, Fürsorge, Reaktionen – prägt das Kind tief. Und nicht nur das: Diese Erfahrungen formen das System, das später Stress reguliert. Und das passiert auf einer ganz tiefen Ebene: epigenetisch.

Trauma ist heilbar

Was der Krieg, was der Ultralauf meiner Mutter und Großmutter epigenetisch mit mir angestellt haben? Ja, wahrscheinlich gar nix! Dass wir die Last früherer Generationen mit uns tragen, in unserer Epigenetik, heißt noch lange nicht, dass uns diese Bürde automatisch irgendwann auf die Füße fällt. Es spielen viele Dinge eine Rolle – Bindung und Umfeld, Ernährung und körperliche Aktivität, Entspannung und auf dieser Grundlage … Resilienz. Epigenetische Veränderungen sind nicht unveränderbar. Wir können die Spuren verändern. Nichts ist in Stein gemeißelt. Das hat man unterdessen so gut verstanden, dass daraus Gesundheitsprogramme für Familien entstanden sind, die epigenetisch wirken. Tatsächlich! Gute Beispiele dafür, wie solche Veränderungen gezielt gefördert werden können, sind:

Attachment and Biobehavioral Catch-up (ABC): Hier werden Eltern zu Hause unterstützt, eine sichere Bindung zu ihren Kindern aufzubauen, ihre Bedürfnisse zu verstehen und gut darauf zu reagieren. Wie beruhige ich mein Kind? Wie gebe ich ihm Geborgenheit? Das bringen Betreuer den Eltern bei. Ergebnis? Nicht nur das Verhalten des Kindes verändert sich positiv, sondern auch seine Epigenetik. Messbar.

Bucharest Early Intervention Project: Hier wurden Kinder aus rumänischen Waisenhäusern in Pflegefamilien gebracht. Spannend: Die Kinder, die vor ihrem zweiten Lebensjahr in Pflegefamilien kamen, zeigten die größten Fortschritte. Nicht zuletzt eine bessere kognitive Entwicklung. Heißt also: Stabile Beziehungen sind nicht nur gut fürs Herz, sondern auch für den Kopf.[10]

Epigenetik – auch hier ist sie der Schlüssel. Anders als bei Yehudas Holocaust-Studie geht es hier konkret um das NR3C1-Gen, auch das ist für die Stressregulation zuständig. Dieses Gen bestimmt, wie viele Glukokortikoid-Rezeptoren Ihr Körper bereitstellt.

Diese Rezeptoren sind entscheidend, wenn es darum geht, wie Sie mit Stress klarkommen – stellen Sie sich einen Staubsauger vor, der den Stress wegsaugt. Je stärker der Staubsauger, desto besser die Stressbewältigung. Aber: Hat ein Kind negative Erfahrungen gemacht – Stress, Traumata –, dann zeigt sich oft eine höhere Methylierung an diesem Gen. Was heißt das? Der Körper produziert weniger Rezeptoren, hat einen schwachen Stress-Absauger – das Kind wird anfälliger für Stress.

Wie gesagt: Das alles ist nicht in Stein gemeißelt. Mit gezielten Interventionen kann diese Methylierung rückgängig gemacht werden. Ergebnis? Mehr Rezeptoren, bessere Stressbewältigung. Genau das zeigt die Forschung: Jeder kann seine epigenetischen Spuren verändern und seinen Körper umschalten auf Resilienz. Es passiert eben nicht von allein. Man muss etwas tun. (Passen Ihre Laufschuhe eigentlich noch? Schauen Sie doch mal.)

Eltern im Stress – Kinder mit psychischen Problemen

Chronischer Stress, Burn-out und Depressionen können zu epigenetischen Veränderungen in verschiedenen Genen führen, die mit Stressreaktionen und psychischen Störungen in Verbindung gebracht werden. Zu den wichtigsten Genen, die durch chronischen Stress epigenetisch verändert werden, gehören ein Gen, das die Information für die Herstellung eines Rezeptors trägt, der an der Regulation von Stressreaktionen beteiligt ist. Rezeptoren sind so etwas wie Andockstellen. Dockt eine Substanz an einen Rezeptor an, führt das zu verschiedenen Veränderungen innerhalb der Zellen. Die epigenetische Veränderung, die durch Dauerstress hervorgerufen wird, betrifft den Rezeptor, an dem Cortisol, ein Stresshormon, andockt. Außerdem kann es zu epigenetischen Veränderungen an einem Gen kommen, welches die Information für den Bau eines weiteren Rezeptors beinhaltet. An diesen Rezeptor dockt das Kuschelhormons an, es heißt Oxytocin. Weiterhin können ein Gen für die Herstellung eines für das Gehirn wichtigen Wachstumsfaktors (BDNF) und ein Gen für den Bau des Transporters des Glückshormons betroffen sein. Durch chronischen Stress, Burn-out oder Depression werden diese Gene zu stark methyliert und/oder enger an die Histonkomplexe gebunden. Auch die nicht-kodierende RNA verändert sich. Die Folge ist eine verminderte Bildung der oben genannten Rezeptoren, Hormone und Transporter, was sich wiederum auf das emotionale Empfinden auswirkt. Alle diese Veränderungen können an die Nachkommen weitergegeben werden. Deren Risiko, an chronischem Stress, Burn-out oder Depressionen zu erkranken, steigt. Die problematischen epigenetischen Veränderungen können sich aber auch wieder zurückbilden.

Was im Körper passiert, wenn Cortisol-Rezeptoren fehlen

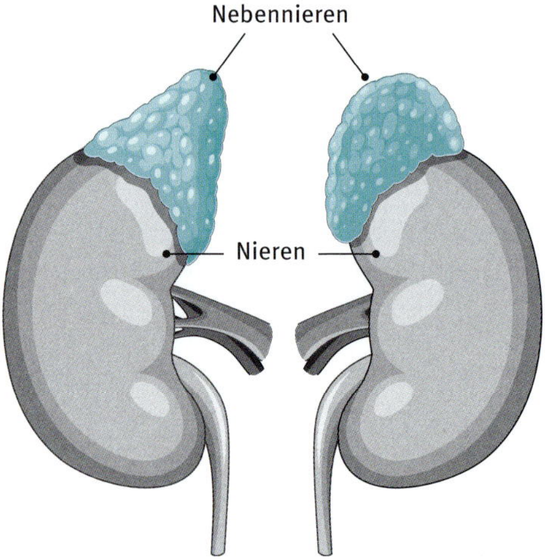

Cortisol spielt bei der Stressreaktion des Körpers eine entscheidende Rolle. Das Hormon wird hauptsächlich in den Nebennieren gebildet.

Von dort aus wird es im ganzen Körper verteilt. Damit die Zellen überall im Körper die Signale verstehen, die Cortisol aussendet, besitzen sie dafür Rezeptoren. Dockt Cortisol an einen solchen Rezeptor an, verändern sich bestimmte Prozesse im Zellinneren. So steigt bei einem Cortisol-Anstieg der Blutdruck, das Herz schlägt schneller und die Verdauung wird gedrosselt.

Vor allem wenn Kleinkinder oder Kinder traumatische Erfahrungen machen, kommt es zu einer übermäßigen Methylierung des Gens, das die Information für den Bau der Cortisol-Rezeptoren trägt. Traumata können durch körperliche oder emotionale Vernachlässigung, Gewalterfahrungen, das Miterleben von Gewalt gegen andere Familienmitglieder oder enge Bezugspersonen oder Mobbingerfahrungen in Kindergarten oder Schule entstehen. Die epigenetischen Veränderungen können ein Leben lang anhalten und an die nächste Generation weitergegeben werden. Ein Mangel an Cortisol-Rezeptoren ist die Folge.

Der Mangel führt zu einer fehlerhaften Stressantwort. Da die Zellen zu wenige Rezeptoren besitzen, werden sie für Cortisol »taub«. Statt der normalen Reaktion auf den Cortisol-Anstieg kommt es zu einer übermäßigen Aktivierung des sympathischen Nervensystems. Das ist der Teil des Nervensystems, der für Stressreaktionen zuständig ist. Dies wiederum führt dazu, dass noch mehr Cortisol und andere Stresshormone gebildet werden. Die Stressreaktion läuft aus dem Ruder.

Da Cortisol auch eine wichtige Rolle im Immunsystem spielt, führt eine verminderte Anzahl von Cortisol-Rezeptoren zu verstärkten Immunreaktionen. Chronische Entzündungen im ganzen Körper können die Folge sein.

Geringer Wachstumsfaktor – hohes Stresslevel

Eine der wenigen messbaren Veränderungen bei chronischem Stress, Burn-out und Depression ist die Abnahme eines bestimmten Wachstumsfaktors im Gehirn. Er heißt Brain-Derived Neurotrophic Factor, kurz BDNF, was in etwa bedeutet »vom Gehirn abgeleiteter neurotropher Faktor«. Das Protein ist entscheidend für die Funktion von Nervenzellen, ihre Neuverknüpfung untereinander und auch für ihr Wachstum. Menschen, die unter chronischem Stress, Burn-out oder Depressionen leiden, haben deutlich weniger BDNF im Gehirn als gesunde Menschen. Grund dafür ist eine zu starke Methylierung des Gens, das die Information für den Bau des Proteins trägt. Psychischer Stress, der meist zu chronischen Entzündungen führt, sowie Entzündungen anderen Ursprungs wie Rauchen, bestimmte Infektionen, Nährstoffmangel oder auch oxidativer Stress durch die Energiegewinnung aus Kohlenhydraten führen zu einer zu starken Methylierung des Gens. Diese epigenetische Veränderung kann an die nächste Generation weitergegeben werden.

Kommen Kinder mit einem zu stark methyliertem BDNF-Gen zur Welt, wird in ihrem Gehirn weniger von dem wichtigen Wachstumsfaktor gebildet. Dies kann sich negativ auf ihre Gehirnentwicklung und sogar auf ihre geistigen Fähigkeiten auswirken. BDNF ist auch an der Stressreaktion des Gehirns beteiligt. Ist zu wenig BDNF vorhanden, kann dies die Art und Weise, wie das Gehirn mit Stress umgeht, beeinträchtigen und möglicherweise zu unangemessenen Stressreaktionen führen. Kinder mit einem zu stark methyliertem BDNF-Gen haben daher ein höheres Risiko, als Jugendliche oder später als Erwachsene an Burn-out oder Depressionen zu erkranken, als Menschen mit einer normalen Methylierung dieses Gens. Ein verminderter BDNF-Spiegel wird auch mit neurodegenerativen Erkrankungen wie Alzheimer in Verbindung gebracht. Es wird vermutet, dass die zu starke Methylierung des BDNF-Gens die Gesundheit der Gehirnzellen beeinträchtigt und somit zur Entstehung und zum Fortschreiten dieser Krankheiten beiträgt.

Wenn das Kuschelhormon nicht andocken kann, kippt die Stimmung

Oxytocin, besser bekannt als Kuschel- oder Liebeshormon, ist sowohl für das Einsetzen der Wehen als auch für das Stillen entscheidend. Das Hormon hat aber noch viele weitere Funktionen, sowohl bei Männern als auch bei Frauen. Es ist wichtig für soziale und emotionale Bindungen, die durch Vertrauen entstehen, und beeinflusst die Fähigkeit zur Empathie. Bei Männern ist Oxytocin an der Spermienbewegung und der Testosteronproduktion beteiligt. Außerdem spielt es bei beiden Geschlechtern eine Rolle bei der sexuellen Erregung und beim Orgasmus, indem es die Muskelkontraktionen in den Fortpflanzungsorganen erleichtert. Oxytocin ist aber auch an der Reaktion auf Stress beteiligt. Das Hormon wirkt entspannend und hilft, Ängste abzubauen. Menschen mit einem höheren Oxytocinspiegel sind belastbarer und erholen sich schneller nach anstrengenden Phasen.

Vor allem traumatische Erlebnisse in der Kindheit führen zu einer zu starken Methylierung des Gens, das die Information für den Bau der

Oxytocin-Rezeptoren trägt. Fehlen die Rezeptoren, also die Andockstellen für das Hormon, haben die Signale, die das Hormon vermittelt, eine geringere Wirkung. Spannungen und Ängste können zunehmen, es wird schwieriger, anderen Menschen zu vertrauen und ehrliche emotionale Bindungen einzugehen. Neben traumatischen Erlebnissen in der Kindheit können auch Dauerstress oder traumatische Erfahrungen im Erwachsenenalter zu einer zu starken Methylierung führen. Die epigenetischen Veränderungen am Gen des Kuschelhormon-Rezeptors können an die nächste Generation weitergegeben werden.

Kinder, die mit einem zu stark methyliertem Oxytocin-Rezeptor-Gen geboren werden, können Schwierigkeiten haben, soziale Beziehungen aufzubauen und ihre Emotionen zu kontrollieren, was zu sozialem Rückzug oder Schwierigkeiten bei sozialen Interaktionen führen kann. Sie haben ein erhöhtes Risiko für psychische Störungen wie Autismus-Spektrum-Störungen (ASS) und Angststörungen. Darüber hinaus kann es zu einer veränderten oder verstärkten Reaktion auf Stress kommen.

Glück auf Sparflamme: wie fehlende Hormon-Transporter die Stressempfindlichkeit steigern

Chronischer Stress kann zu einer Störung der Konzentration des Glückshormons Serotonin führen, weil das Gen, das die Information für den Bau des Serotonin-Transporters enthält, zu stark methyliert ist. Die Information wird zu selten abgelesen, es werden zu wenige Transporter gebaut und in die Zellmembranen eingelagert – mit weitreichenden Folgen.

Bei der Übertragung positiver Gefühle ist häufig das Glückshormon Serotonin beteiligt. Damit das Signal von einer Nervenzelle zur nächsten gelangen kann, schüttet eine Zelle Serotonin in den sogenannten synaptischen Spalt aus. Die benachbarten Zellen besitzen Rezeptoren oder Andockstellen, mit denen sie den Serotonin-Anstieg im synaptischen Spalt erkennen können. Das Glückshormon geht mit dem Rezeptor eine Zeit lang eine Verbindung ein. Dadurch nimmt die Zelle das positive Signal wahr und leitet es weiter. Serotonin löst sich danach wieder von dem Rezeptor bzw. der Andockstelle. Durch diesen Kontakt mit dem Rezeptor verändert sich die Struktur des Serotonins. Aufgrund seiner leicht veränderten Form kann jedes Serotonin-Molekül nur einmal an einen Rezeptor andocken. Normalerweise wird daraufhin das leicht veränderte Serotonin zurück in die Zelle transportiert, die es ausgeschüttet hatte. In der Zelle wird es dann wieder in seinen ursprünglichen Zustand zurückversetzt. So steht der Zelle für die nächste Übertragung positiver Gefühle wieder ausreichend Serotonin zur Verfügung. Verantwortlich für den Rücktransport sind sogenannte Serotonin-Transporter.

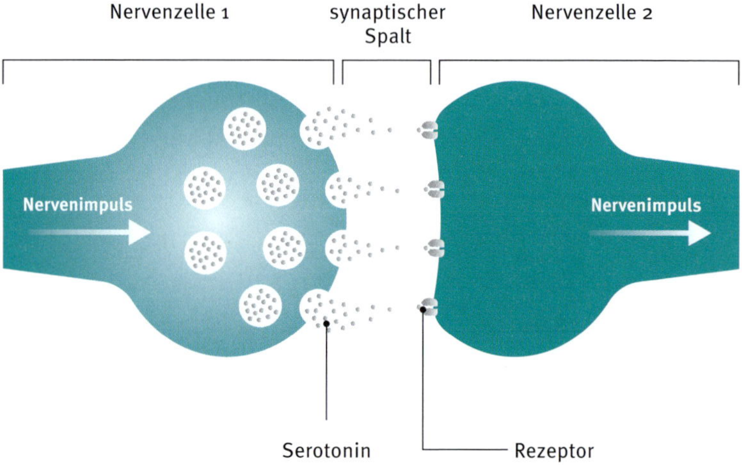

Fehlen diese wichtigen Transporter aufgrund einer zu starken Methylierung des Gens, funktioniert der Rücktransport nicht richtig. Zu viel Serotonin verbleibt im synaptischen Spalt und steht den Zellen für die nächste Ausschüttung nicht mehr zur Verfügung. Dies kann zu einem Serotoninmangel in den Zellen führen, obwohl insgesamt genügend Serotonin vorhanden ist. Das Serotoninsystem bzw. die Wirkungsweise des Glückshormons im Gehirn ist gestört.

Die Störung des Serotoninsystems kann die Stressempfindlichkeit weiter erhöhen oder die Stressbewältigungsmechanismen zusätzlich beeinträchtigen. Ein Teufelskreis, denn der zusätzliche Stress und die erhöhte Angst können zu einer weiteren Methylierung des Gens beitragen. In den Nervenzellen nimmt die Zahl der Serotonin-Transporter weiter ab. Die Wirkung des Glückshormons Serotonin im Gehirn wird zunehmend beeinträchtigt. Dies kann sogar zu Verhaltensänderungen wie erhöhter Impulsivität und Aggressivität führen.

Stress-Epigenetik heilen

Die gute Nachricht: Auch die ererbte Stress-Epigenetik lässt sich positiv beeinflussen. Die Veränderung der epigenetischen Schalter am BDNF-Gen ist besonders gut erforscht und gar nicht so schwer.

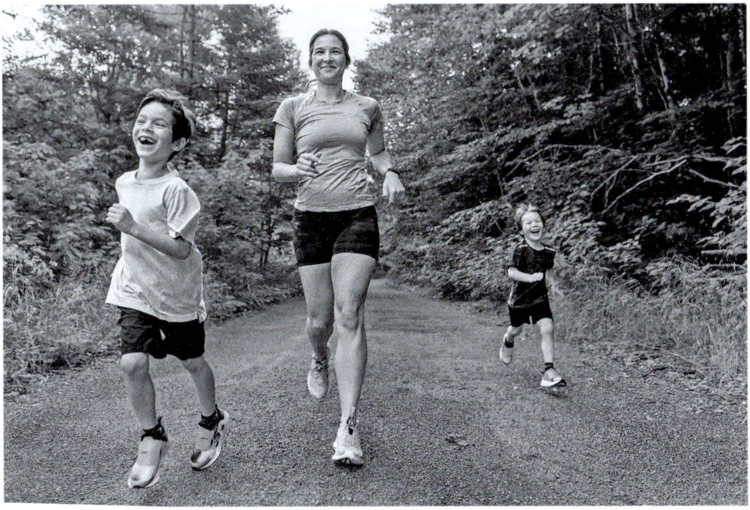

Besonders schnell wirkt Sport, vor allem Ausdauersport. Durch die körperlichen Anstrengungen nimmt die Methylierung ab und auch die Histonmodifikation verändert sich positiv, es wird mehr BDNF gebildet. Das wiederum beeinflusst die Bildung neuer Gehirnzellen und deren Vernetzung untereinander. Neue Zellen und neue Verbindungen können die Reaktion auf äußere Stressoren reduzieren, der empfundene Stress nimmt ab. Auch die Ernährung hat einen Einfluss, besonders unterstützend sind Omega-3-Fettsäuren. Ebenfalls positiv wirken Polyphenole, wie sie in Gemüse, Beeren und grünem Tee enthalten sind.

Auf die Epigenetik des BDNF-Gens wirken zudem alle Maßnahmen zur Stressreduktion. Dazu gehören Meditation, Achtsamkeitstraining, Yoga, Qigong, aber auch Spaziergänge und ausreichend Schlaf. Geistige Aktivitäten wie das Lesen oder Hören anspruchsvoller Texte, das Einprägen neuer Fakten, das Erlernen neuer Sportarten, Instrumente, Sprachen oder handwerklicher Tätigkeiten wirken sich ebenfalls positiv auf die epigenetischen Schalter am BDNF-Gen aus. Psychischer Stress wird dadurch reduziert.

Positive epigenetische Veränderungen an den Genen für die zwei genannten Rezeptoren und den Serotonin-Transporter sind bislang nicht gut erforscht. Es ist aber davon auszugehen, dass Sport, eine ketogene oder Low-Carb-Ernährung, Nährstoffe, ausreichend Schlaf, Psychotherapie, Selbstreflexion, Meditation und Achtsamkeitstraining auch die anderen epigenetischen Schalter für die Produktion der Cortisol- und Oxytocin-Rezeptoren sowie der Serotonin-Transporter positiv beeinflussen.

Wie Alkohol und Drogen den Genen der Kinder schaden

Während der Schwangerschaft sollten Alkohol und Drogen eigentlich tabu sein. Doch viele Frauen verhalten sich anders. In einer Befragung gaben 20 Prozent der Schwangeren an, mäßig Alkohol zu trinken. Außerdem rauchen etwa 10 Prozent der Frauen während der Schwangerschaft. Wie viele Frauen auch andere Drogen konsumieren, ist nicht genau bekannt. In der Studie zum Alkoholkonsum wurde die konsumierte Alkoholmenge von etwa 8 Prozent der Schwangeren als riskant eingestuft, d.h. tägliches Trinken oder gelegentliches Rauschtrinken. Das sogenannte Binge-Trinken, also das Trinken bis zum heftigen Rausch, hat bei Schwangeren in den letzten Jahren sogar zugenommen. Zwischen 1,2 und 3,5 Prozent der Schwangeren betrinken sich regelmäßig stark. Dramatisch ist auch der Anteil derer, die nach Feststellung der Schwangerschaft ihren Alkoholkonsum nicht reduzieren. Es sind nur etwa 4 Prozent. Diese Zahlen basieren auf einer Befragung in Deutschland.[11] Befragungsdaten sind immer mit einer gewissen Vorsicht zu bewerten, da viele Menschen auch bei anonymen Befragungen nicht die Wahrheit sagen. Einige Experten gehen daher von noch höheren Zahlen aus. Alkohol, Nikotin und andere Drogen hinterlassen jedoch epigenetische Spuren, die zum Teil mit erheblichen Problemen für den Nachwuchs einhergehen.

Alkohol verändert die Epigenetik des Nachwuchses

Konsumiert die werdende Mutter während der Schwangerschaft Alkohol, kann es zu problematischen Veränderungen der Epigenetik des Nachwuchses kommen. Auch wenn sich die Epigenetik im Laufe des Lebens der Kinder positiv verändern kann, bleiben einige Störungen ein Leben lang bestehen. In der Medizin spricht man vom Fetalen Alkoholsyndrom, abgekürzt FAS. Der Begriff Fetale Alkohol-Spektrum-Störung (FASD) wird ebenso verwendet. Die Folgen sind vielfältig und reichen von Fehlbildungen des Gesichts und/oder anderer Organe bis hin zu verminderten geistigen und sozialen Fähigkeiten. Im Erwachsenenalter können vermehrt Depressionen, Angststörungen, Aggressivität oder auch ein auffälliges Sexualverhalten auftreten. Betroffene haben zudem häufig ein erhöhtes Risiko für Suchterkrankungen.

Etwa zwei Drittel der Menschen mit FASD haben einen verminderten IQ. Bei einem Drittel liegt er jedoch im Normbereich. Viele Menschen mit FASD können Wichtiges nicht von Unwichtigem unterscheiden, sie haben Schwierigkeiten, sich an Regeln zu halten oder Impulse zu kontrollieren. Einige Prozesse im Gehirn sind irreversibel gestört. Unter anderem funktioniert das Speichern von Erfahrungen und das Planen von Handlungen nicht so gut, sodass Betroffene immer wieder die gleichen Fehler machen oder schon bei leichten Aufgaben an ihre Grenzen stoßen. Dies erschwert die Bewältigung des Alltags.

Jedes vierte Kind, das in Deutschland in einer Pflegefamilie aufwächst, ist von Fetaler Alkohol-Spektrum-Störung betroffen. Freiwillige Pflegeeltern werden im Vorfeld nicht immer gut darüber informiert, welche Folgen die Beeinträchtigung für die Kinder und damit für das Familienleben haben kann. Die meisten Pflegeeltern leisten jedoch Beachtliches. Sie sind die Hidden Champions bei der Bewältigung der problematischen Folgen der Störung. Viele unterstützen ihre Pflegekinder enorm und kämpfen darum, ihnen ein angemessenes Leben zu ermöglichen.

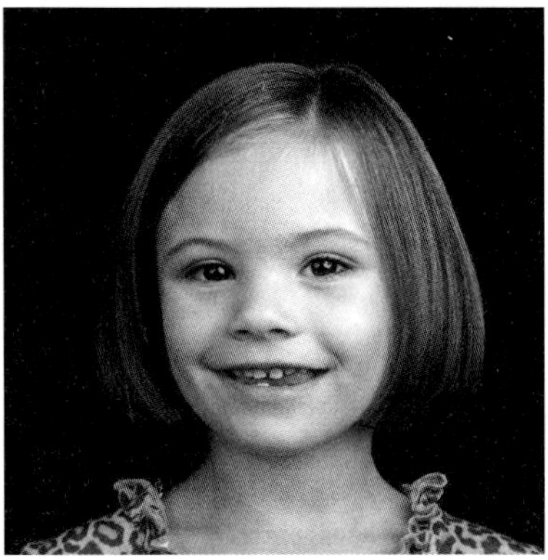

Bei sehr starkem Alkoholkonsum der Mutter während der Schwangerschaft sind die epigenetischen Veränderungen gravierender als bei leichtem Alkoholkonsum. Experten schätzen, dass in Deutschland jährlich 10 000 geschädigte Babys zur

Welt kommen. Allerdings werden häufig nur die schweren Fälle diagnostiziert, das sind etwa 3250. Rund 70 bis 80 Prozent aller alkoholgeschädigten Kinder weisen jedoch keine deutlich sichtbaren Merkmale auf. Sie werden oft nie diagnostiziert. Manche Experten gehen sogar von viel höheren Zahlen aus und sprechen von einer versteckten Volkskrankheit. Es gibt Annahmen, dass fast 30 Prozent der Babys im Mutterleib durch Alkohol – auch wenn der Konsum nur einmalig oder in geringen Mengen war – geschädigt werden. Nach einer anderen Schätzung leben in Deutschland zwischen 800 000 und einer Million Menschen mit Fetaler Alkohol-Spektrum-Störung. Da die Folgen sehr unterschiedlich sind, dürfte die Mehrzahl der Fälle unentdeckt bleiben.[12] Viele Betroffene kombinieren ihre emotionalen Probleme, ihre Trichterbrust oder ihre angeborene Schwerhörigkeit nicht mit einem möglichen mütterlichen Alkoholkonsum während ihrer fetalen Entwicklung.

Interessanteweise gibt es einige Menschen, die durch den Alkoholkonsum ihrer Mütter während der Schwangerschaft keinen Schaden oder nur geringere Schäden davontragen. Sie sind Träger einer bestimmten Genvariante. Das Gen enthält Informationen zum Bau von Proteinen zum Abbau von Alkohol. Diese Proteine bauen Alkohol besser ab als andere Proteine, die auf anderen Varianten dieses Gens basieren. Dies ist einer der wenigen Fälle, in denen die Genetik entscheidender ist als die Epigenetik.

Einigen Menschen sieht man die Fetale Alkohol-Spektrum-Störung an

Kinder, deren Mütter während der Schwangerschaft Alkohol konsumieren, entwickeln sich meistens schlechter als andere Kinder. Sie wachsen auch langsamer oder bleiben insgesamt kleiner. Häufig leiden sie auch an Hör- oder Sehstörungen. Bei einigen stark Betroffenen ist das Syndrom auch äußerlich sichtbar. Sie haben oft einen ungewöhnlich kleinen Schädel, tief ansetzende und nach hinten gedrehte Ohren sowie ein fliehendes Kinn. Bei vielen ist auch der Nasenrücken verkürzt und die Nasenlöcher treten hervor. Eine leicht vorgewölbte Stirn und hängende Augenlider sind ebenfalls typisch. Meist ist der Abstand zwischen den Augen sehr groß und die Augenöffnungen sind nach außen hin sehr eng. Viele Betroffene schielen auch leicht. Die Oberlippe zeigt oft keinen Schwung und ist sehr schmal, die Furche zwischen Nase und Oberlippe ist abgeflacht. Der Unterkiefer ist unterentwickelt und die Zähne sind sehr klein. Außerdem tritt bei den Menschen mit einer Fetalen Alkohol-Spektrum-Störung eine Trichterbrust häufiger auf als bei nicht geschädigten Menschen.

In Pubertät und Erwachsenenalter können sich die Merkmale verwachsen. Manchen sieht man die Fetale Alkohol-Spektrums-Störung aber auch noch im Erwachsenenleben an.

Alkohol in der Schwangerschaft: epigenetische Spuren und ihre Folgen

Menschen mit FASD haben eine völlig normale DNA. Sie tragen zum Beispiel genau die gleichen Gene, die Informationen für Wachstum und Entwicklung enthalten, wie gesunde Menschen. Während der Entwicklung des Fötus sind jedoch viele Gene übermethyliert und oft zu eng um Histonkomplexe gewickelt. Besonders häufig betroffen sind Gene, die an der Regulation des Zellzyklus, des Wachstums, des programmierten Zelltods (Apoptose) und der neuronalen Entwicklung beteiligt sind. Proteine, die für die Entwicklung von Knochen, Muskeln, Organen und Nervenzellen notwendig sind, werden dann in zu geringer Menge produziert. Dies führt zu verschiedenen Organstörungen, zu Veränderungen der Knochenstruktur, die vor allem im Gesicht sichtbar werden, und zu kognitiven Beeinträchtigungen.

Einige dieser Merkmale gehen in der Kindheit und Jugend zurück, da sich später im Leben die epigenetischen Schalter wieder normalisieren können. Da sich aber Augen, Ohren oder auch die Oberlippe nur zu ganz bestimmten Zeitpunkten in der Entwicklung des Fötus ausbilden, bleiben solche Veränderungen lebenslang bestehen. Die Betroffenen müssen mit den Einschränkungen leben. Oberlippe und die Rinne sind nur zwei äußere Merkmale, die nicht weiter tragisch sind. Viel gravierender sind die zahlreichen Beeinträchtigungen, die sich auf das Nervensystem und damit auf die kognitive Leistungsfähigkeit und die Steuerung von Emotionen auswirken.

Epigenetische Veränderungen finden sich häufig auch in Genen, die Informationen für die Herstellung von Proteinen des Immunsystems enthalten. Dies kann zu einer erhöhten Anfälligkeit für Infektionen und Immunerkrankungen im Laufe des Lebens führen. Insgesamt sind die epigenetischen Veränderungen bei FASD vielfältig und betreffen mehrere biologische Wege, was zu dem breiten Spektrum von Symptomen und Entwicklungsproblemen beiträgt, die bei den Betroffenen beobachtet werden.

Aber nicht nur der Alkoholkonsum der werdenden Mutter während der Schwangerschaft verändert die Epigenetik des Kindes, auch der Alkoholkonsum des Vaters hinterlässt Spuren. Die Auswirkungen werden

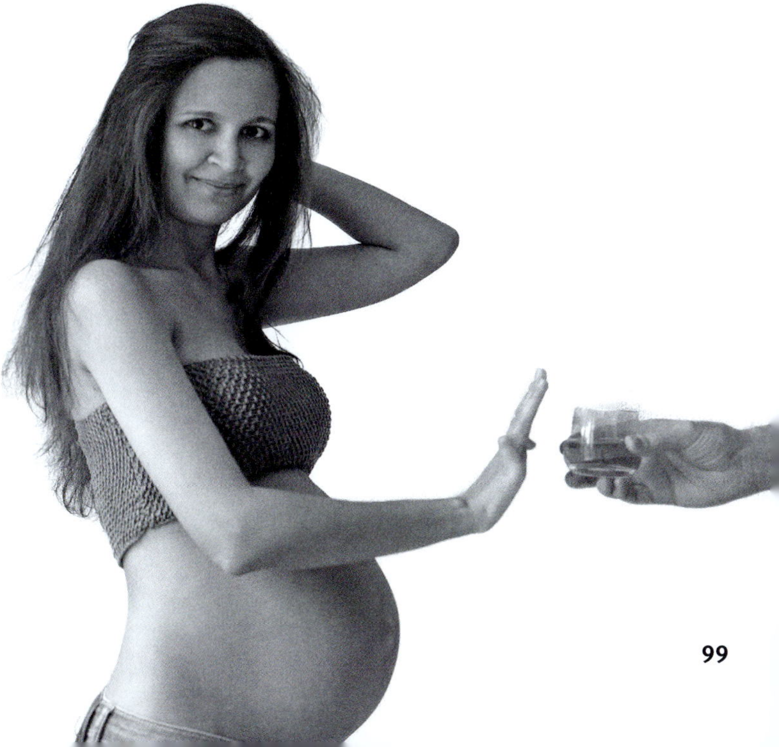

durch Veränderungen in der Epigenetik der Spermien vermittelt, wobei die genauen Mechanismen noch nicht bekannt sind. Wie stark die Veränderungen sind, hängt von Faktoren wie der Alkoholmenge, dem Zeitpunkt der Exposition und dem Geschlecht der Nachkommen ab. Besonders betroffen sind Gene, die Informationen für die Produktion von Proteinen der Leber und der Bauchspeicheldrüse tragen. Diese Abschnitte werden entweder zu häufig oder zu selten abgelesen, was sich auf die Gesundheit dieser beiden Organe auswirkt. Epigenetische Veränderungen können auch zu Verhaltensänderungen bei Kindern führen.

Frühzeitige Diagnose und gezielte Hilfe

Auch wenn viele Fehlbildungen aufgrund falscher epigenetischer Schalter während der Entwicklung des Fötus irreversibel sind, gibt es doch einige Maßnahmen, die helfen können, die Auswirkungen der Störungen zu verringern.

Oft ist die Diagnose der erste Schritt, da sie eine Erklärung für die Probleme liefert. Das Kind ist dann nicht mehr uneinsichtig, störrisch oder grundlos aggressiv, sondern leidet an einer epigenetischen Störung, für die es nichts kann. Das ist sowohl für die Eltern als auch für die Kinder – wenn sie es verstehen können – eine große Erleichterung. Manche Betroffene erhalten die Diagnose erst als Jugendliche oder Erwachsene, aber auch das ist sehr hilfreich. Typisch für das Syndrom sind Konzentrationsprobleme und schnelle geistige Ermüdung. Das macht es schwierig, wie gesunde Menschen acht Stunden am Tag zu arbeiten. Die Diagnose ermöglicht es einigen Betroffenen, einen Arbeitsplatz zu finden, der ihren Bedürfnissen entspricht. Es gibt aber auch Nährstoffe und bestimmte Aktivitäten, die hilfreich sein können.

Cholin fördert die Gehirnentwicklung. Cholin, eine vitaminähnliche Substanz, die in Hühnereiern in besonders hoher Konzentration vorkommt, fördert die Entwicklung von Nervenzellen im Gehirn. Durch die gezielte Einnahme von Cholin kann das Defizit, das durch die problematischen epigenetischen Schalter entsteht, etwas abgemildert werden. Cholin kann daher die kognitiven Fähigkeiten von Kindern mit FASD verbessern.

Kognitives Training verringert Entwicklungsdefizite. Neue Nervenzellen bilden sich unter anderem beim Denken, Lernen und beim Sammeln verschiedener Erfahrungen und Eindrücke. Ein abwechslungsreiches Leben mit vielen Sinneseindrücken kann daher dazu beitragen, den Mangel an Nervenzellen, der durch die problematischen epigenetischen Schalter verursacht wird, etwas abzumildern. Ebenso hilft das Erlernen neuer Fähigkeiten, das jedoch nicht überfordern sollte, da dies zu Frustration oder sogar Aggression führen kann.

Sport und Bewegung regen das Nervenwachstum an. Die Neuroplastizität, das ist die Entwicklung neuer Gehirnzellen sowie deren Verknüpfung untereinander, wird durch körperliche Anstrengung besonders gut gefördert. So kann Sport auch dazu beitragen, Defizite abzubauen.

Rauchende Eltern – Kinder mit geschwächtem Immunsystem

Nicht nur der Nikotinkonsum der Mutter während der Schwangerschaft, sondern auch der des werdenden Vaters führt zu epigenetischen Veränderungen. Selbst Jugendsünden wirken sich aus. Die Spermien von Männern, die als Jugendliche geraucht haben, weisen epigenetische Veränderungen auf, die sie an ihre Nachkommen weitergeben. Besonders betroffen sind Gene, die Informationen für die Produktion von Stoffen für das Immunsystem, den Fettstoffwechsel und die Entwicklung des Nervensystems tragen.

Raucht die Mutter vor oder während der Schwangerschaft, hat dies natürlich ebenfalls Auswirkungen auf die Epigenetik des Kindes. Besonders betroffen sind die Entwicklung des Nervensystems und des

Immunsystems. Das Kind einer rauchenden Mutter kann sein Leben lang unter den Folgen leiden, wenn nicht gezielt gegengesteuert wird. Häufig ist bei Kindern rauchender Mütter auch die Ausscheidung von Giftstoffen gestört.

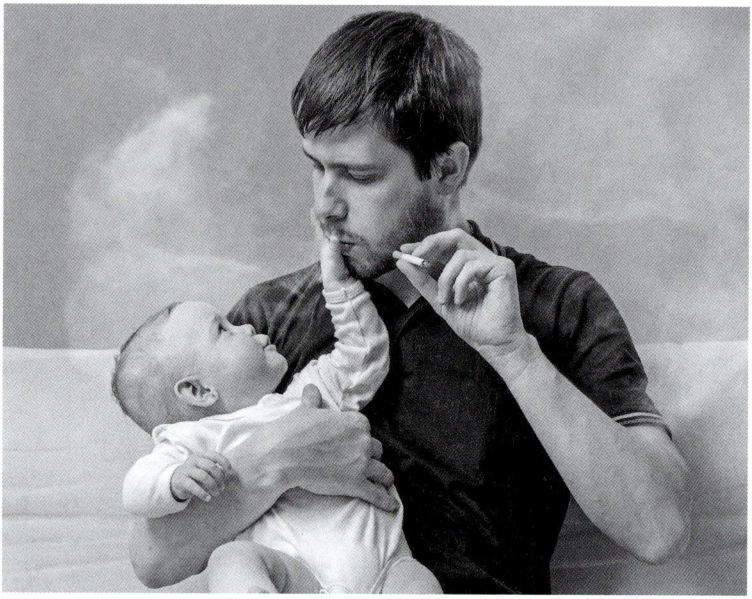

Insgesamt haben Kinder rauchender Eltern ein erhöhtes Risiko für Asthma, Übergewicht und Verhaltensauffälligkeiten, die durch epigenetische Veränderungen hervorgerufen werden.

Cannabis, Kokain und andere Drogen hinterlassen epigenetische Spuren

Jede Art von Drogenkonsum hat Auswirkungen auf die Epigenetik der Nachkommen. Allerdings führt Koksen zu anderen Veränderungen als Kiffen. Außerdem wirkt sich sowohl der Konsum der Mutter als auch der des Vaters aus. Vieles ist in diesem Bereich aber noch nicht genau erforscht. Einige interessante und auch erschreckende Zusammenhänge sind aber bereits bekannt.

Wenn eine werdende Mutter während der Schwangerschaft Kokain konsumiert, hat dies Auswirkungen auf die Entwicklung des ungeborenen Kindes. Durch eine zu starke Methylierung von Genen, die Informationen für die Produktion von Wachstumshormonen tragen, kann es zu Entwicklungsverzögerungen kommen. Auch die Gene für die Produktion eines speziellen Wachstumshormons im Gehirn sind häufig übermethyliert. Der Wachstumsfaktor heißt BDNF (aus dem Englischen: Brain-Derived Neurotrophic Factor). Er sorgt dafür, dass sich neue Nervenzellen bilden und bestehende sich neu vernetzen. So werden Informationen im Gehirn gespeichert. Ist zu wenig BDNF im Gehirn vorhanden, fällt das Lernen schwerer und das Risiko für Burn-out und Depressionen steigt. Diese Folgen können sich bis ins Erwachsenenalter auswirken.

Der Kokainkonsum des Vaters wirkt sich besonders auf das Gehirn des Kindes aus. Viele Genabschnitte, die für eine gesunde Gehirnentwicklung notwendig sind, sind zu locker um die Histonkomplexe gewickelt, was das Zusammenspiel der Botenstoffe im Gehirn des Nachwuchses nicht nur während der Schwangerschaft, sondern auch im späteren Leben beeinträchtigt.

Wenn eine werdende Mutter während der Schwangerschaft Cannabis konsumiert, verändert dies insbesondere die Regulation des Dopamin-Rezeptor-Gens bei ihr und ihrem Nachwuchs. Sind zu wenige Dopamin-Rezeptoren im Gehirn vorhanden, hat dies weitreichende Folgen: Impulsives Verhalten nimmt zu, die Suchtgefahr steigt, der Nachwuchs kann Freude und Vergnügen schwerer erleben oder braucht dafür intensivere Reize, das Risiko für Übergewicht steigt und die Kinder sind häufiger von Depressionen oder Angststörungen betroffen.

Sind Arthritis, Herz-Kreislauf-Erkrankungen und Übergewicht »geerbt«?

In den Medien wurde lange Zeit suggeriert, dass viele Krankheiten und auch Übergewicht vererbt werden. Der Vater hat ein Herzleiden, da braucht sich der Sohn nicht zu wundern, wenn er mit Mitte 30 auch Bluthochdruck hat. Viele Menschen sind seitdem davon überzeugt, dass sie Diabetes, Rheuma oder Übergewicht geerbt haben. Das Übergewichts-Gen eben. Dem ist nicht so. Es gibt zwar genetische Veranlagungen, wie zum Beispiel bei den Brustkrebs-Genen aber selbst wer die schlechten Gene hat, wird noch lange nicht krank, viel entscheidender ist der Lebensstil. Aber was ist mit der Epigenetik? Auch sie wird zum Teil vererbt. Hat sie vielleicht einen größeren Einfluss auf die Gesundheit der Kinder als die vererbten Gene?

Kinder übergewichtiger Eltern haben es schwerer

Übergewichtige Eltern haben meist auch übergewichtige Kinder. Das liegt nicht nur an der Ernährung mit zu vielen Süßigkeiten und Kohlenhydraten, sondern auch an der Epigenetik, mit der die Kinder auf die Welt kommen. Kinder fettleibiger Eltern haben ein höheres Risiko, fettleibig zu werden, und epigenetische Veränderungen spielen bei dieser Vererbung von Generation zu Generation eine wichtige Rolle. Sind werdende Eltern adipös oder leiden an Diabetes Typ 2, kann es zu problematischen epigenetischen Veränderungen an bis zu 200 Genen kommen.

Ist der Vater übergewichtig, sind bei seinen Nachkommen bestimmte Gene zu wenig methyliert. Dies wirkt sich insgesamt auf die Entwicklung und Gesundheit des Kindes aus. Eines der Gene, das zu wenig Methylgruppen trägt, ist an der Insulinausschüttung und am Energiestoffwechsel beteiligt. Die vom Vater vererbte epigenetische Veränderung erhöht das Risiko des Kindes, selbst übergewichtig zu werden und an Diabetes zu erkranken.

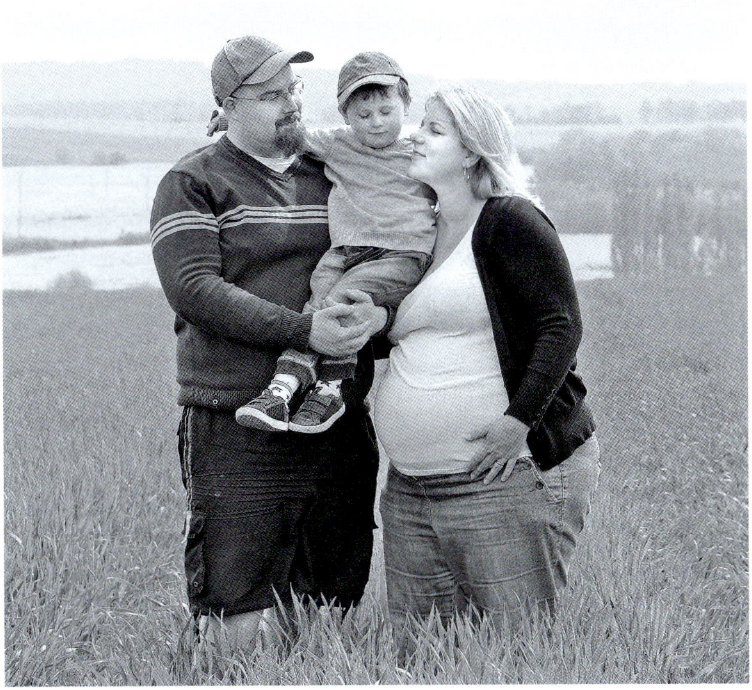

Mütterliches Übergewicht führt meist zu einer erhöhten Methylierung eines Gens, was unter anderem zu einer abnormalen Insulinproduktion führen kann. Ein anderes Gen weist meist zu wenig Methylgruppen auf, was das Wachstum der Kinder vermindern und zu weiteren Entwicklungsverzögerungen und Gesundheitsproblemen führen kann. Unter anderem steigt das Krebsrisiko der Kinder. Dies bestätigt eine Studie aus Pennsylvania, USA. Das Risiko, dass ein Kind an Leukämie erkrankt, ist um 57 Prozent erhöht, wenn die Mutter stark übergewichtig ist.[13] Die epigenetische »Vererbung« spielt hier sicherlich eine entscheidende Rolle.

Die epigenetischen Veränderungen, die durch das Übergewicht der Eltern hervorgerufen werden, schaffen für das sich entwickelnde Kind ein »fettleibiges Umfeld«. Seine Anfälligkeit für Adipositas wird erhöht. Dies unterstreicht, wie wichtig es ist, Adipositas nicht nur als individuelles Gesundheitsproblem zu betrachten, sondern als potenzielles Generationenproblem.

Epigenetische »Vererbung« bei Autoimmunerkrankungen unklar

Kinder, deren Eltern an einer Autoimmunerkrankung leiden, haben ein leicht erhöhtes Risiko, selbst eine solche Erkrankung zu entwickeln. Warum das so ist, ist wissenschaftlich noch nicht genau ge-

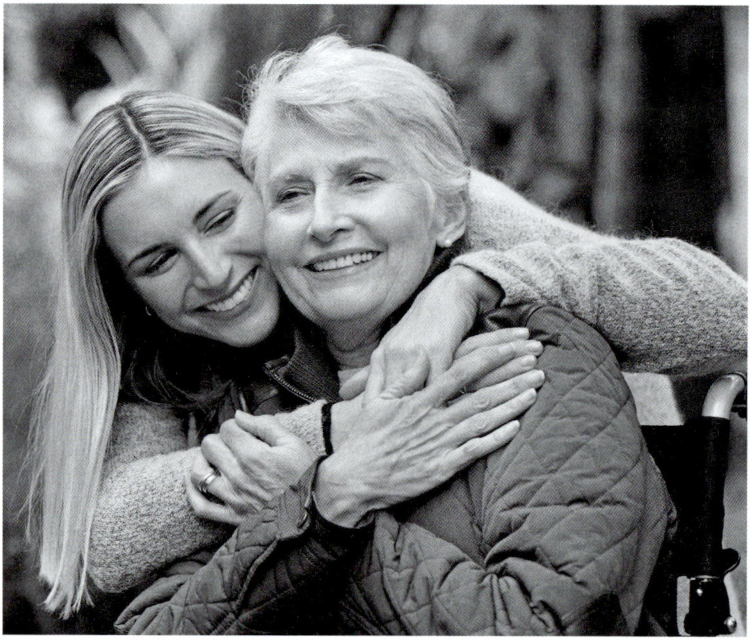

klärt. Wahrscheinlich spielen viele Faktoren zusammen. Einer davon ist wahrscheinlich auch die Epigenetik. Viel entscheidender sind aber wohl Lebensstilfaktoren, also Ernährung, psychischer Stress, Bewegung, Kontakt mit Giftstoffen.

Wahrscheinlich werden einige typische epigenetische Veränderungen aber auch an die nächste Generation weitergegeben. Welche das sind ist bislang unklar. Da vererbte epigenetische Veränderungen aber bei anderen Erkrankungen häufig beobachtet werden, kann man davon ausgehen, dass dies auch bei Autoimmunerkrankungen der Fall ist. Das heißt aber noch lange nicht, dass man an rheumatoider Arthritis, systemischem Lupus erythematodes, Diabetes Typ 1, Darmentzündungen wie Morbus Chron oder Colitis ulcerosa oder der Schilddrüsenkrankheit Hashimoto erkranken wird, nur weil Mutter, Vater oder Großmutter daran litten. Die »vererbte« schädliche Epigenetik spielt bei der Krankheitsentstehung wahrscheinlich nur eine sehr untergeordnete Rolle.

Wenn der Vater schon an Herz-Kreislauf-Erkrankungen litt

Herz-Kreislauf-Erkrankungen gehen immer mit einer Vielzahl epigenetischer Veränderungen einher. Hervorgerufen werden sie durch einen ungesunden Lebensstil, insbesondere durch Nikotin, Alkohol, Bewegungsmangel, Übergewicht und psychischen Stress. Diese Lebensstilfaktoren verändern die DNA-Methylierungen und die Histonmodifikation an Genen des Immunsystems, des Energiestoffwechsels, des Fettstoffwechsels und einige mehr. Es kommt zu chronischen Entzündungsreaktionen, Arteriosklerose, Insulinresistenz sowie weiteren schädlichen Veränderungen. Diese Veränderungen können in die nächste Generation weitergegeben werden, sowohl über epigenetische Veränderungen der Spermien wie auch über epigenetische Veränderungen in den Eizellen.

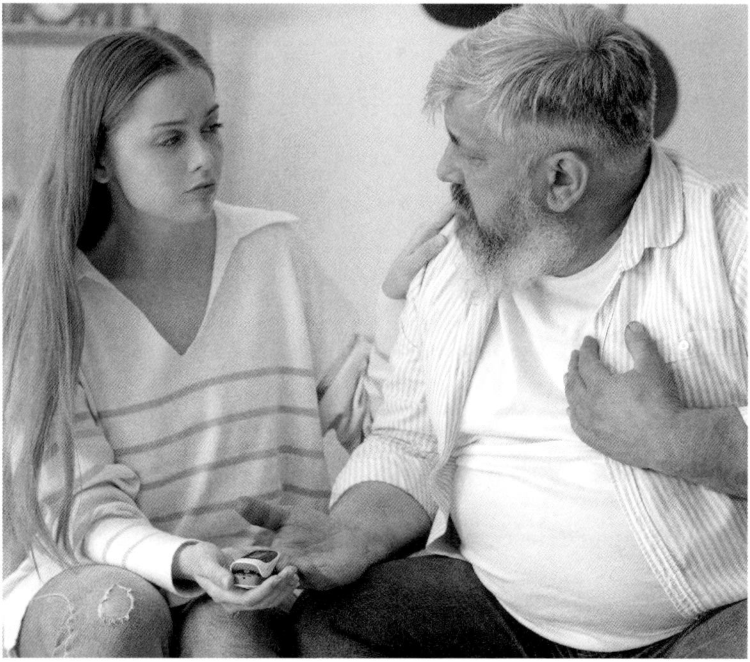

Eine Ernährung, die sehr wenige Proteine enthält, wirkt sich besonders problematisch auf die nächste Generation aus, das Risiko, an einer Herz-Kreislauf-Erkrankung zu leiden ist für die Kinder, wenn sie das Erwachsenenalter erreichen, merklich erhöht. Als proteinarm zählt der Verzehr von 0,6 bis 0,8 Gramm Protein pro Kilogramm Körpergewicht pro Tag. Für eine 65 Kilogramm schwere Frau bedeutet das eine Proteinmenge von ungefähr 40 bis 50 Gramm pro Tag. Zur Orientierung: Ungefähr 40 Gramm Protein sind in 150 Gramm Hähnchenfleisch enthalten, ein Hühnerei enthält durchschnittlich 7 Gramm Protein, 50 Gramm gekochte Linsen etwa 5 Gramm und 100 Gramm Gouda um die 20 Gramm.

Als sehr proteinarm gelten Werte zwischen 0,3 und 0,6 Gramm Protein pro Kilogramm Körpergewicht pro Tag. Für einen etwa 75 Kilogramm schweren Mann sind das zwischen 22,5 und 45 Gramm Protein pro Tag. Nachkommen, deren Eltern sich proteinarm ernährten, leiden eher an Arteriosklerose und Insulinresistenz als Nachkommen, deren Eltern ausreichend Proteine konsumierten. Die Auswirkungen können sich sogar über mehrere Generationen erstrecken.

Wie bei fast allen epigenetischen Veränderungen können sie rückgängig gemacht werden. Das bedeutet jedoch, dass die Nachkommen besonders gut auf ihren Lebensstil achten müssen. Wer nicht raucht, keinen Alkohol trinkt, sich Low Carb/High Protein oder ketogen ernährt, wer regelmäßig Sport in dem Maße betreibt, dass es anstrengend ist, ausreichend schläft und ein möglichst stressfreies Leben führt, verringert sein Risiko, an Herz-Kreislauf-Erkrankungen zu leiden, erheblich – selbst wenn Vater oder Mutter schädliche epigenetische Muster vererbt haben.

Zusammenfassung: Wir erben viel mehr als nur Gene

Nicht nur der erste genetische Code wird an die Nachkommen weitergegeben, sondern auch Teile des zweiten genetischen Codes, der Epigenetik. Diese Prägungen entstehen im Laufe des Lebens der Eltern durch Umweltfaktoren wie Stress, Ernährung, Sport, Suchtverhalten oder Kontakt mit Giftstoffen. Während der Befruchtung und der Entwicklung des Kindes werden sie weitergegeben, und zwar nicht nur die Prägungen der Mutter, sondern auch die des Vaters. Sie befinden sich an der DNA des Spermiums.

Veränderte Stoffwechselmarker weisen Menschen auf, deren Vorfahren eine Hungersnot erlebt haben. Auch Traumata wie Krieg oder schwere psychische Belastungen können über Generationen hinweg epigenetische Spuren hinterlassen. Studien an Holocaust-Überlebenden zeigen, dass deren Kinder und Enkel häufiger an Stress- und Angststörungen leiden.

Auch Alkohol- und Drogenkonsum sowie eine unausgewogene Ernährung wirken sich negativ auf die Epigenetik der Kinder aus. Die gute Nachricht: Negative epigenetische Prägungen sind veränderbar. Durch einen gesunden Le-

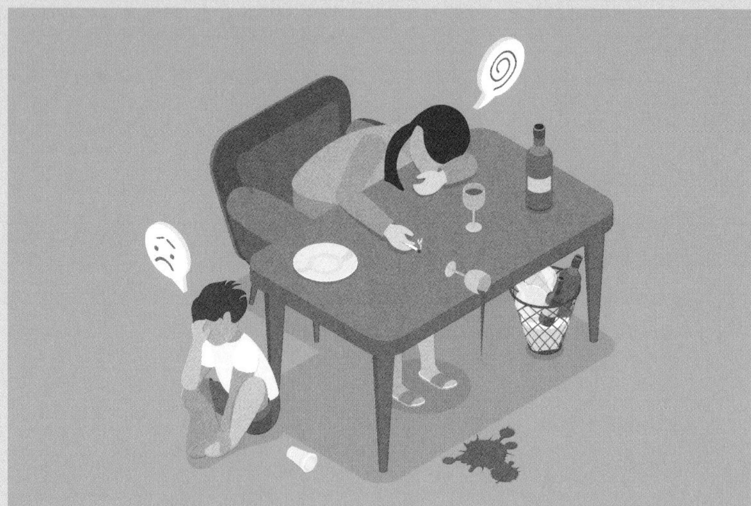

bensstil, Bewegung, Stressabbau und bewusste Ernährung können ungünstige Marker abgeschwächt oder sogar rückgängig gemacht werden.

> **Wer plant, Kinder in die Welt zu setzen, kann sich vorher überlegen, welche epigenetischen Schalter wahrscheinlich vererbt werden und ob nicht einige davon verändert werden sollten, bevor sie weitergegeben werden.**

Eine Vielzahl epigenetischer Schalter werden über Generationen vererbt:

- Gestresste Eltern übertragen eine Stress-Epigenetik auf ihre Kinder, die dann sensibler auf Stress reagieren.
- Ein Alkoholkonsum der Mutter während der Schwangerschaft verändert über epigenetische Mechanismen die Entwicklung des Neugeborenen. Das kann zu körperlichen und neuronalen Missbildungen führen.
- Wenn Eltern rauchen, kann das zu einer Schwächung des Immunsystems des Nachwuchses führen.
- Sind die Eltern übergewichtig, steigt das Risiko der Kinder, ebenfalls Übergewicht zu entwickeln.
- Eine Ernährung mit nur sehr wenigen Proteinen kann das Risiko des Nachwuchses für Herz-Kreislauf-Erkrankungen erhöhen.
- Ob von den Eltern übernommene epigenetische Muster das Risiko von Autoimmunerkrankungen steigert, ist unklar.

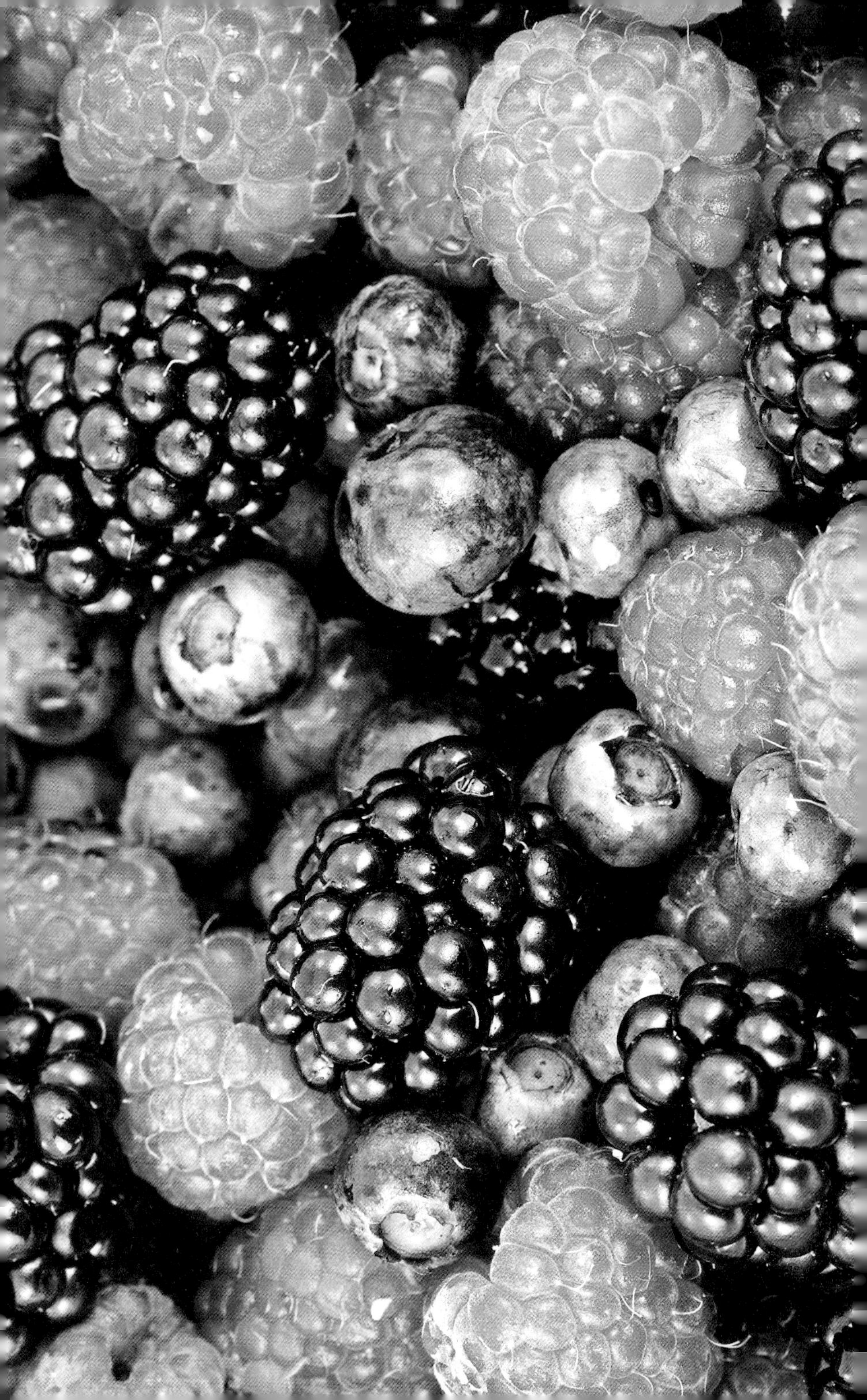

Gene forever young: eine Frage der Ernährung

Essen ist mehr als nur Energie – es ist unser wichtigster Hebel. Jeden Tag stellen wir damit unsere epigenetischen Schalter neu – fragt sich nur, ob auf »gesund« oder auf »krank«. Wenn ständig Nudeln oder Weißbrötchen mit Schokocreme auf dem Teller landen, programmieren leere Kohlenhydrate unsere Gene auf »krank«. Die Folge ist eine höhere Anfälligkeit für Entzündungen und Diabetes, sogar für Krebs. Aber: Das lässt sich umkehren! Wenn wir dem Körper geben, was er wirklich braucht: viel Eiweiß, massenhaft Gemüse, keine Plastikbecher voller Junkfood. Jede gute Mahlzeit hilft dabei, unseren Körper in den Zustand zu bringen, in dem er von Natur aus sein will: gesund.

Was mit der Epigenetik passiert, wenn Sie (nichts) essen

Peng – wach. Explosion im Oberstübchen. Der Blick schärfer, die Gedanken schneller, konzentrierter, klarer. Als hätte jemand den Turboschalter gedrückt. Eine Erfahrung, die hängen bleibt. Ich weiß bis heute nicht, warum ich als junger Forscher spontan einen ganzen Löffel Phenylalanin gefuttert habe. Hätte auch schiefgehen können – es gibt eine Stoffwechselstörung (Phenylketonurie, kurz PKU), die diesen Selbstversuch hätte gefährlich werden lassen (konkret: Hirnschaden). PKU hatte ich zum Glück nicht. Stattdessen am eigenen Leibe gespürt: was passiert, wenn Aminos wirken. Wie gesagt:

Peng. Wach!

Was passiert da? Eine Kettenreaktion: Phenylalanin wird im Körper zu Tyrosin umgebaut, das dann als Vorläufer für Dopamin dient – und Dopamin wiederum hebt die Stimmung, motiviert uns. Schaltet unser Belohnungssystem scharf. Man will was tun! Tyrosin geht weiter in die Synthese von Noradrenalin und Adrenalin, die Neurotransmitter, die unser Gehirn aktivieren, Reaktionszeiten verkürzen. Ein biologisches »Go, go, go!« Kopf wach, Puls schnell, das gesamte System ist startklar. Jetzt. Das ist Stoffwechsel.

Langfristig läuft ein anderes Spiel. Wer dem Körper dauerhaft Aminosäuren gönnt, der trainiert sein Neurotransmittersystem regelrecht um. Das passiert auf epigenetischer Ebene. Gene schalten bei dauerhafter Stimulation auf Leistung. Und zwar gleich vierfach:

Genexpression: Gene für die Enzyme, die Dopamin und Noradrenalin herstellen, laufen auf Hochtouren. Also rüstet der Körper die Bautrupps nach, damit sie dauerhaft mehr Dopamin und Noradrenalin produzieren können. Die Kurzformel »Aminos essen = Leistung anschalten« ist natürlich sehr vereinfacht. Der Körper reguliert die Produktion dieser Neurotransmitter sehr fein durch viele physiologische, neuronale und hormonelle Regulierungsmechanismen. Aminos sind in diesem Spiel jedoch ein wichtiges Puzzlestück.

Stressresistenz: Noradrenalin spielt eine große Rolle, wenn's um Stress geht – und funktioniert nur mit den richtigen Aminos. Bei optimaler Amino-Versorgung werden Gehirn und Körper stressresistenter, Entzündungen werden zuverlässiger bekämpft, und auch das Belohnungssystem passt sich an, hält länger durch, ist resilienter. Dass dies langfristig zu epigenetischen Veränderungen führt, wissen wir aus der Stressforschung: Chronischer Stress kann tatsächlich langfristige epigenetische Veränderungen auslösen, die zu schlechter Stressresistenz und zu mehr Entzündungen führen.

Neuronale Plastizität: Die synaptischen Verbindungen im Gehirn, besonders im Belohnungssystem und präfrontalen Kortex, können bei optimaler Amino-Versorgung flexibler werden. Man könnte von einem Trainingseffekt sprechen. Das Gehirn lernt regelrecht, sich schneller auf positive Reize einzustellen. Langfristig kann das eine bessere Grundstimmung, eine Art seelische Resilienz bringen. Dopamin-Rezeptoren und -Transporter können sich dabei ebenfalls anpassen, der Kopf bleibt flexibel.

Energiestoffwechsel: Dopamin und Noradrenalin fördern Wachsamkeit und setzen Energiereserven frei. Diese Neurotransmitter beeinflussen auch die Genexpression von Stoffwechselprozessen. Die Fettverbrennung kann gesteigert werden, und der Glukosestoffwechsel passt sich an und arbeitet effizienter. Langfristig entwickelt der Körper eine Art Sparmodus auf hohem Niveau – fein abgestimmt und leistungsorientiert.

Das heißt für Sie: ein Leben lang Aminosäuren!

Klingt banal, ist essenziell. Aminosäuren sind die Bausteine des Lebens. Ohne sie keine Pumpen und Kanäle, keine Enzyme und Hormone, die unseren Körper steuern. Alles, was in Ihrem Körper passiert, braucht diese Bausteine. Ob Muskelaufbau, Immunabwehr, Energieproduktion – Aminosäuren stecken in jedem Protein drin. Und Proteine sind die Arbeitspferde ihres Körpers.

Wichtiger Punkt: Viele dieser Aminosäuren kann der Körper nicht selbst herstellen. Die nennt man essenziell. Heißt, Sie müssen sie mit der Nahrung aufnehmen. Ohne sie läuft der Laden nicht. (Die wichtigsten finden Sie im Anhang.)

Wenn Aminosäuren fehlen hat das Folgen, auch epigenetische. Der Körper ist ein komplexes System, das ständig arbeitet, repariert, erneuert. Fehlen ihm dabei die Bausteine, wie Aminosäuren, muss er sparsam haushalten. Ganz pragmatisch: Der Körper fährt herunter, stellt Prozesse zurück, die weniger dringlich sind. Das spürt man nicht sofort. Aber langfristig? Da kommt es zu echten Anpassungen – epigenetischen Anpassungen. Und die lassen Sie alt aussehen.

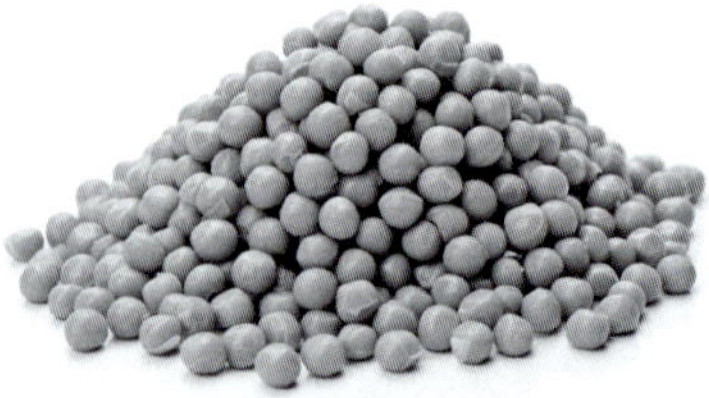

Im Wortsinn. Die machen Sie anfällig. Schlapp. Schwach. Auch Ihr Hirn. Das ist ein hoher Preis – ein Preis, den nicht nur Sie zahlen, sondern auch Ihre Kinder.

Wir hatten uns die Forschung zu epigenetischen Veränderungen bei den Kindern von Holocaust-Opfern schon angeschaut. Mittlerweile wissen wir, dass nicht nur Stress über Generationen hinweg schadet, sondern auch Hunger.

Wenn Mütter hungern

Der »Hongerwinter« in den Niederlanden 1944/45 war eine bittere Zeit. Die Menschen hungerten, froren, litten. Die Auswirkungen davon zeigen sich bis heute – in der Epigenetik der Kinder und Kindeskinder.[14]

Denn die Mütter, die damals schwanger waren und selbst unter Hunger litten, haben diesen Mangel weitergegeben, und zwar auf molekularer Ebene. Auf den Genen ihrer Kinder saßen epigenetische Markierungen, die den Stoffwechsel auf ein Leben mit knappem Nahrungsangebot vorbereiteten.

Eine Überlebensstrategie, die uns Menschen im Laufe der Evolution den Kopf gerettet hat. Doch die Kinder dieser Hungerwinter-Generation werden in die Zeit des »Wirtschaftswunders« hineingeboren. In die »Fresswelle« nach dem Krieg. Und stecken in einem Körper, der auf Mangel programmiert ist und deshalb Energie vorsichtshalber lieber speichert als verbraucht. Kein Wunder also, dass diese Generation anfälliger für Stoffwechselerkrankungen ist, wie Übergewicht, Diabetes und Herz-Kreislauf-Erkrankungen.

Unter die Räder des Hungerwinters geriet vor allem das Schlüsselhormon IGF2, der »Insulin-like Growth Factor 2«. Ein Gen für Wachstum und Entwicklung. Besonders wichtig in der Schwangerschaft. Dieses Gen gibt Signale für Zellwachstum, Zellteilung, Zellüberleben. Es sorgt dafür, dass der Fötus im Mutterleib wächst, dass Gewebe sich entwickelt. Aber: IGF2 ist empfindlich, anfällig für äußere Einflüsse.

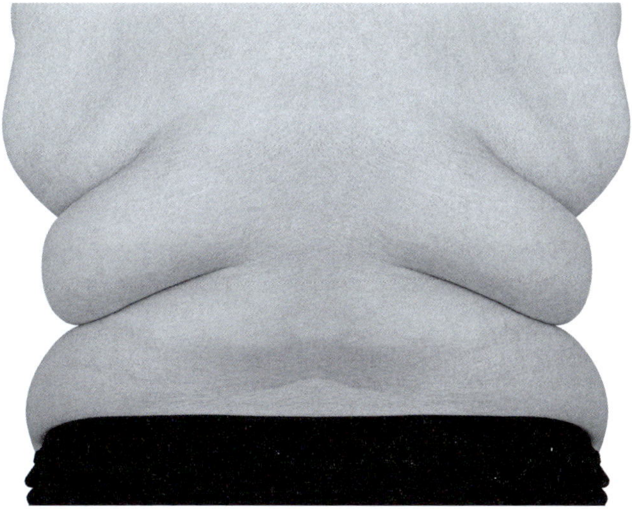

Was passiert nun, wenn die Mutter Stress hat, Hunger leidet? Das IGF2-Gen reagiert. Epigenetische Markierungen – sogenannte Methylgruppen – können sich an das IGF2-Gen binden und seine Aktivität verändern. Diese Anpassung sorgt dafür, dass das Gen nicht mehr so arbeitet, wie es arbeiten soll. Wachstum wird gedrosselt, das System fährt runter. Der Körper des Fötus stellt sich auf ein Leben mit knappen Ressourcen ein. Und das bleibt.

Fragt man sich: IGF2 – kann man das wieder auf »normal« umschalten? Eine wichtige Frage, eine kurze Antwort: Ja. Epigenetische Markierungen, wie die Methylgruppen, die das IGF2-Gen im Mutterleib auf Sparflamme setzen, sind theoretisch reversibel. Doch das passiert nicht einfach so.

Was braucht es dafür? Erstens: ein stabiles, gesundes Umfeld. Gute Ernährung, weniger Stress. Der Körper reagiert auf solche Veränderungen, das Gehirn und auch die Gene passen sich an. Es gibt Hinweise, dass bestimmte Ernährungsstoffe – Vitamin C und einige sekundäre Pflanzenstoffe – epigenetische Markierungen beeinflussen können. Diese Stoffe können dazu beitragen, dass Methylgruppen sich von der DNA lösen und das Gen wieder aktiver wird. Ganz einfach ist das nicht. Die epigenetischen Narben sitzen so tief, dass das Gegensteuern am besten schon passiert, wenn das Baby noch gar nicht geboren ist: in der Schwangerschaft. Studien zeigen, dass bei Babys mit gutem Folsäure- und Vitamin-B_{12}-Spiegel viele Schalter besser funktionieren und gesund eingestellt sind. Das heißt für werdende Mütter: bitte, bitte einnehmen.[15]

Übrigens: In den 1970er-Jahren wurde entdeckt, dass Hungersnot in der frühen Schwangerschaft das Risiko für Fehlbildungen im Nervensystem und psychische Störungen erhöht. Spätere Studien zeigten ein doppelt so hohes Risiko für Schizophrenie und Persönlichkeitsstörungen bei Personen, die im Mutterleib Hunger erlitten hatten.

Auch antisoziale Persönlichkeitsstörungen, auch ständige Stimmungsschwankungen können zusammenhängen mit dem Hunger der Mutter.[16] Welches Geburtsjahr steht in Ihrem Pass? Im Pass Ihrer Mutter?

Gesund ohne Nudeln – oder das Geheimnis der Ketone

In jahrzehntelanger Praxiserfahrung habe ich es immer wieder erlebt. Patienten haben rigoros alle einfach aufgebauten Kohlenhydrate weggelassen, sich ausreichend mit Proteinen und Fetten versorgt, Nährstofflücken geschlossen und sind gesund geworden. Kein Wunder, denn der Verzicht auf einfach aufgebaute Kohlenhydrate und die gesundheitsfördernde Zufuhr von Proteinen und Fetten führen zu einer ganzen Reihe von epigenetischen Veränderungen, die erst seit wenigen Jahren erforscht werden.

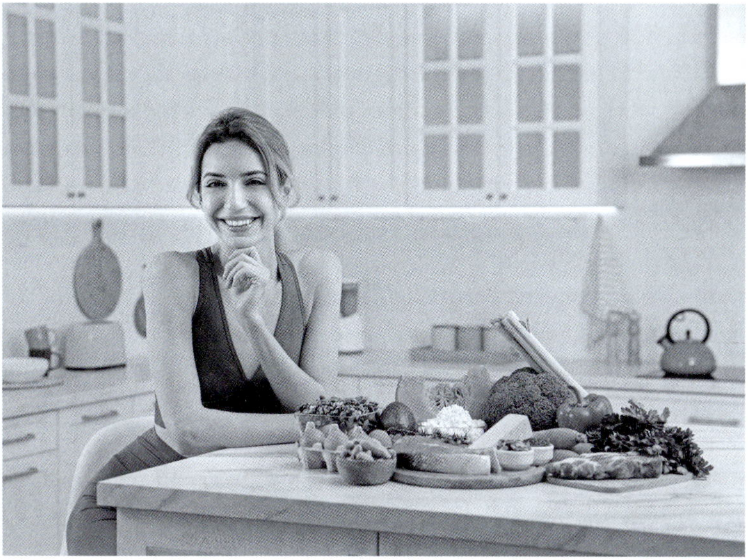

Ich spreche gerne von No Carb und meine damit eine Ernährung, bei der nur komplexe Kohlenhydrate, wie sie in Gemüse, Nüssen und Beerenfrüchten vorkommen, verzehrt werden. Getreide, Zucker, Reis, Kartoffeln, Süßkartoffeln, süße importierte Früchte enthalten einfach aufgebaute Kohlenhydrate und sind tabu. Der Eiweißanteil der Nahrung sollte etwa 1,2 bis 2,0 Gramm pro Kilogramm Körpergewicht und Tag betragen. Nimmt man dann noch etwa 2 bis 2,5 Gramm Fett pro Kilogramm Körpergewicht und Tag zu sich, spricht man eher von einer ketogenen Ernährung.

Leider wird immer wieder behauptet, dass der ketogene Stoffwechsel eine Belastung für den Körper darstellt, da ein Fastenzustand – also eine Notsituation – »vorgetäuscht« wird. Tatsächlich aber ist die extrem kohlenhydratreduzierte Ernährung unser eigentliches Ernährungsprogramm. Millionen von Jahren lebten wir Menschen als Jäger und Sammler ohne Getreide, ohne stärkehaltiges Gemüse, ohne viel Obst und mit viel Bewegung.

Auch wir leben in den ersten Lebensmonaten ganz physiologisch in Ketose, dem Stoffwechselzustand, bei dem der Körper Fett anstelle von Kohlenhydraten zur Energieerzeugung nutzt. Säuglinge verwerten so die hochwertigen Fette der Muttermilch optimal – es kommt zur wichtigen Hirnentwicklung (das Hirnvolumen verdreifacht sich im ersten Lebensjahr!) und zur Steigerung der Immunabwehr. Die Ketose ist also auch aus evolutionsbiologischer Sicht ein völlig natürlicher Zustand!

Bei der ketogenen Ernährung verwendet der Körper zur Energiegewinnung fast ausschließlich Fettsäuren und Ketonkörper. Daraus kann der Körper bis zu viermal mehr Energie gewinnen als aus Glukose. Glukose ist ein sehr einfach aufgebautes Kohlenhydrat. Dies ist auch der Grund, warum sich viele Leistungssportler zunehmend ketogen ernähren.

Ketogen bedeutet »normal« sein

Heute ernährt sich fast jeder »unnormal«. Das liegt am Müsli, dem Brötchen oder Croissant am Morgen, dem Döner im Brot, der Pizza oder dem Nudelgericht und dem Toastbrot am Abend. Viele halten diese Ernährung für normal, aber das ist sie nicht. Sie führt zu schädlichen epigenetischen Veränderungen im gesamten Organismus.

Im Gegensatz dazu kommt es beim Verzicht auf alle einfach aufgebauten Kohlenhydrate als Erstes in der Leber zu positiven epigenetischen Veränderungen. Sie umfassen sowohl DNA-Methylierungen als auch Histonmodifikationen und nicht-kodierende RNA. Durch diese Veränderungen passt sich die Leber an die nun vorherrschende Nährstoffversorgung an. Insbesondere Gene des Fettsäurestoffwechsels werden häufiger abgelesen. Die Leber ist nun in der Lage, aus Fettsäuren und einer weiteren Substanz (Acetyl-CoA) Ketonkörper zu bilden. Dies geschieht übrigens in den Mitochondrien der Leberzellen, den Mini-Energiekraftwerken der Leber.

Fast alle Zellen können daraufhin Ketonkörper zur Energiegewinnung nutzen. Skelett- und Herzmuskulatur sind besonders gut darauf eingestellt. Ihnen steht ein bestimmtes Enzym, das für die Energiegewinnung aus Ketonkörpern unentbehrlich ist, immer zur Verfügung. Es heißt Thiophorase.

Ausreichend Fett essen

Fette sind gesund! Fette sind lebenswichtig! Für eine gesunde ketogene oder No-Carb-Ernährung ist die ausreichende Fettzufuhr besonders wichtig.
Die tägliche Zufuhr sollte ca. 2 bis 2,5 Gramm Fett pro Kilogramm Körpergewicht betragen.

Sinkt durch die No-Carb- oder ketogene Ernährung der Glukosespiegel im Blut, können viele Zellen nicht nur aus Ketonkörpern, sondern auch aus Fettsäuren Energie gewinnen. Das Gehirn kann dies jedoch nicht. Die Blut-Hirn-Schranke lässt keine Fettsäuren hinein. Für Ketonkörper ist die Blut-Hirn-Schranke jedoch kein Hindernis. Ketonkörper stehen also dem Gehirn zur Energiegewinnung bei einer Ernährung ohne einfach aufgebaute Kohlenhydrate jederzeit zur Verfügung. Diese Art der Energiegewinnung ist für das Gehirn viel gesünder, da weniger freie Radikale entstehen. Einige Bereiche des Gehirns benötigen jedoch weiterhin Glukose zur Energiegewinnung. Aber keine Sorge, auch bei einer No-Carb- oder einer ketogenen Ernährung wird immer genügend Glukose für diese speziellen Bereiche im Gehirn vorhanden sein. Epigenetische Veränderungen in der Leber führen dazu, dass aus Laktat, einigen Aminosäuren, Fettsäuren und anderen Stoffen (Pyruvat und Glycerin) Glukose entsteht. Dieser Vorgang wird als Glukogenese bezeichnet. Er sorgt dafür, dass der Blutzuckerspiegel nicht zu stark absinkt.

Interessanterweise nutzen Leberzellen keine Ketonkörper zur Energiegewinnung, obwohl sie der zentrale Ort für die Produktion von Ketonkörpern sind. Stattdessen verwenden die Leberzellen Fettsäuren.

Der Verzicht auf Kohlenhydrate führt aber auch in anderen Organen zu epigenetischen Veränderungen, so zum Beispiel in der Bauchspeicheldrüse. Bei Menschen, die viel Brot, Nudeln, Kartoffeln und Zucker essen, tragen die Histonkomplexe, um die die Gene mit der Information für die Insulinproduktion gewickelt sind, zu viele Acetylgruppen. Der DNA-Strang ist an diesen Stellen sehr locker gewickelt. Dadurch wird das Gen zu häufig abgelesen und zu viel Insulin produziert. Durch eine No-Carb- oder ketogene Diät werden die überflüssigen Acetylgruppen entfernt. Der DNA-Strang wird enger um die Histonkomplexe gewickelt, das Gen wird nicht mehr so häufig abgelesen und der Insulinspiegel normalisiert sich. Ein gesunder Insulinspiegel ist wichtig für die Gesundheit! Er sorgt für Energie und Kraft und hilft, vielen chronischen Krankheiten vorzubeugen.

Außerdem kommt es zu epigenetischen Veränderungen im Gehirn. Bei einer Ernährung mit vielen einfach aufgebauten Kohlenhydraten nutzt das Gehirn ausschließlich Glukose zur Energiegewinnung. Bei einer No-Carb- oder ketogenen Ernährung steht dem Gehirn keine Glukose mehr zur Verfügung. Stattdessen muss es Ketonkörper verwenden. Dazu braucht es allerdings ein bestimmtes Enzym, die sogenannte Thiophorase. Dieses Enzym wandelt Ketonkörper in eine etwas andere Struktur um, die dann direkt zur Energiegewinnung genutzt werden kann.

Herz- und Skelettmuskulatur sind immer gut mit diesem Enzym versorgt. Anders im Gehirn. Dort müssen erst epigenetische Veränderungen stattfinden, damit genügend Thiophorase gebildet wird. Diese epigenetischen Veränderungen finden jedoch erst statt, wenn die Ketonkonzentration im Blut 2 bis 3 mM (millimolar) übersteigt. Bei abruptem Kohlenhydratverzicht kann es zwei bis drei Tage dauern, bis dieser Wert im Gehirn erreicht ist. Geht man die Umstellung auf eine kohlenhydratfreie oder ketogene Ernährung langsamer an, dauert es länger.

Sinnvoller Einstieg in eine No-Carb- oder ketogene Ernährung

Eine ketogene oder No-Carb-Ernährung will vorbereitet sein – und in gezielten, kleinen Schritten umgesetzt werden. Der Schnellschuss »jetzt lebe ich mal eine Woche ketogen« geht regelmäßig schief. Das ist so, als wollte man als Untrainierter einen Halbmarathon laufen. Geht auch meistens schief. Für viele eignet sich ein schrittweises Vorgehen. Man kann beispielsweise damit anfangen, nur abends Zucker und einfach aufgebaute Kohlenhydrate wegzulassen. Dann erhöht man die Mengen an Gemüse und Salat, an Fleisch, Geflügel, Fisch und Eiern. Sinnvoll

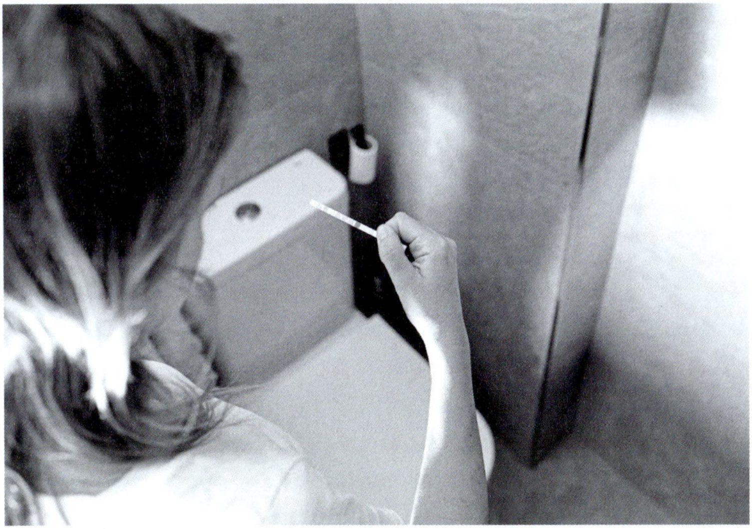

ist auch die zusätzliche Einnahme von mittelkettigen Fettsäuren, sogenannten MCT-Ölen. Im nächsten Schritt kann man morgens Müsli, Brötchen oder Croissants durch Eier, Lachs und Rohkost oder Quark mit Nüssen, Kernen und Beeren ersetzen. Wenn man sich daran gewöhnt hat, kann man das Frühstück immer weiter nach hinten verschieben. Irgendwann ersetzt das späte Frühstück das Mittagessen. Bei einer ketogenen oder No-Carb-Ernährung, die ausreichend Fett, Eiweiß und Gemüse enthält, reichen zwei Mahlzeiten am Tag aus. Sie werden keinen Hunger verspüren.

Einige Menschen kontrollieren mit Keto-Urinteststreifen, ob sie sich in der Ketose befinden. Das sind dünne Teststreifen, die man in den Urin hält. Eigentlich werden sie für Diabetiker hergestellt, da es bei dieser Krankheit aufgrund eines Insulinmangels zu einer übermäßigen Synthese von Ketonen, einer Ketoazidose, kommen kann. Eine gefährliche Ketoazidose hat jedoch nichts mit einer gesunden Ketose zu tun. Die einzige Gemeinsamkeit ist das Vorhandensein von Ketonkörpern im Urin. Aus diesem Grund werden die Teststreifen von manchen Menschen zur Überprüfung der Ketose verwendet. Ketone werden jedoch nur zu Beginn der Ernährungsumstellung vermehrt über den Urin ausgeschieden, danach nicht mehr. Denn je besser der Körper an die Ketose angepasst ist, desto effizienter kann er Ketone zur Energiegewinnung nutzen. Das bedeutet, dass weniger überschüssige Ketone mit dem Urin ausgeschieden werden. Dies wiederum führt zu niedrigeren oder sogar ganz normalen Werten auf dem Keto-Urinteststreifen, auch wenn man sich in der Ketose befindet. Keto-Urinteststreifen sind daher langfristig nicht zur Überprüfung einer Ketose geeignet.

Merkmale eines ketogenen Stoffwechsels

Um von den vielen gesundheitsfördernden Veränderungen eines ketogenen Stoffwechsels und den damit einhergehenden epigenetischen Veränderungen profitieren zu können, ist es wichtig zu erkennen, ob sich der Körper tatsächlich in einer Ketose befindet. Das gelingt leicht, wenn man die charakteristischen Merkmale eines ketogenen Stoffwechsels erkennt. Es gibt sieben eindeutige Anzeichen dafür, die nicht einmal gemessen werden müssen.

Man nimmt ab. Nach einigen Tagen bis zu einer Woche nach Beginn des ketogenen Stoffwechsels kommt es zu einer Gewichtsabnahme. Dies ist vor allem auf den Verlust von Wasser und nicht von Fett zurückzuführen. Bei einer kohlenhydratreichen Ernährung sind die Glykogenspeicher immer gefüllt. Sie befinden sich hauptsächlich in der Muskulatur. Glykogen ist die Form, in der Kohlenhydrate zur Energiegewinnung gespeichert werden. Allerdings wird nicht nur Glykogen gespeichert, sondern mit jedem Glykogenmolekül wird auch Wasser gespeichert. Zu Beginn des ketogenen Stoffwechsels entleeren sich zunächst die Glykogenspeicher. Gleichzeitig sinkt die Menge des gespeicherten Wassers. Dies führt zu einer raschen Gewichtsabnahme, die nach ein bis zwei Wochen auf natürliche Weise zum Stillstand kommt.

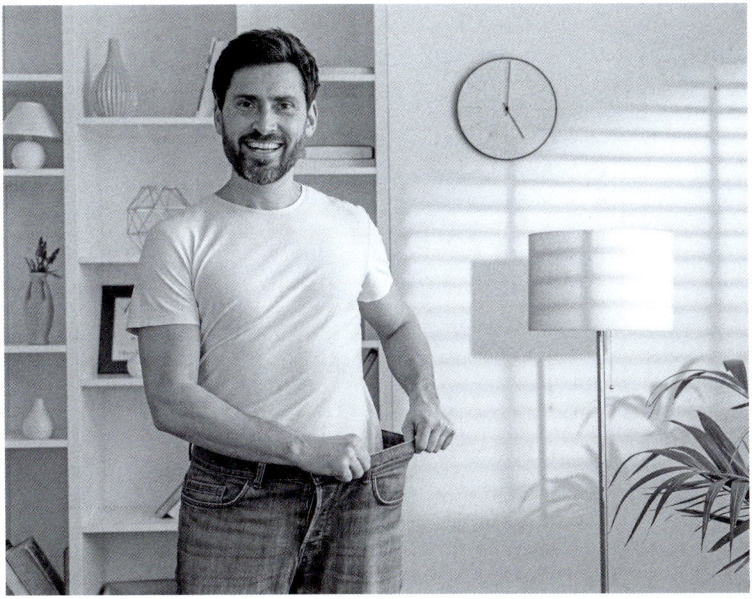

Man fühlt sich energiegeladen. In der Ketose werden Fettsäuren und Ketonkörper zur Energiegewinnung genutzt. Aus einem Gramm Fett können etwa doppelt so viele Energiemoleküle (ATP) hergestellt werden wie aus einem Gramm Glukose. Vor allem entfällt das Gefühl, keine Energie mehr zu haben und unbedingt essen zu müssen. Fast alle Menschen verfügen über ausreichende Fettreserven. Das gespeicherte Fett kann während der Ketose problemlos zur Energiegewinnung genutzt werden. Bei einer Ernährung mit Kohlenhydraten funktioniert das nicht.

Konzentration, Aufmerksamkeit und Gedächtnis verbessern sich. Das liegt vor allem daran, dass die meisten Gehirnzellen ihre Energie aus Ketonkörpern gewinnen. Ketonkörper als Energielieferant stellen viele epigenetische Schalter im Gehirn auf »gesund«. Dies macht sich durch eine verbesserte kognitive Leistungsfähigkeit bemerkbar.

Schmerzen nehmen ab. Außerdem gehen chronische Entzündungen und/oder Autoimmunerkrankungen zurück.

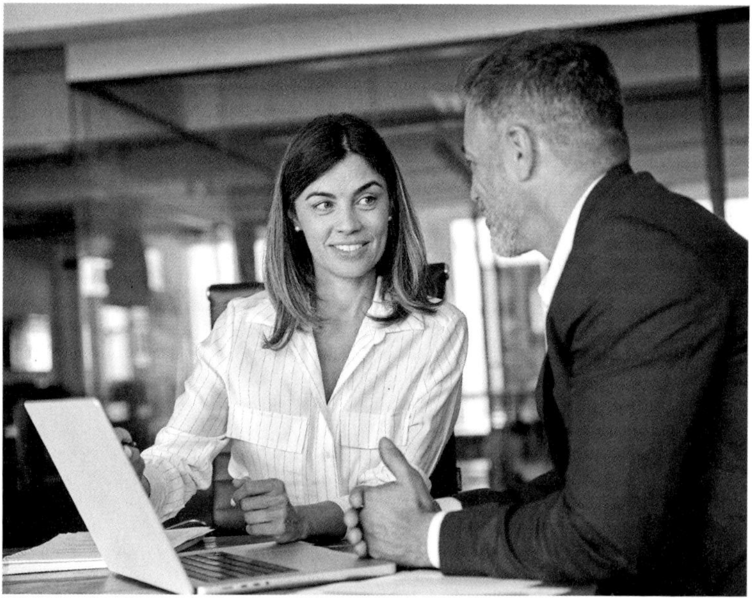

Man fühlt sich viel besser ernährt. Dies hat im Allgemeinen zwei Gründe. Zum einen enthält eine richtig durchgeführte ketogene oder No-Carb-Ernährung viel mehr Nährstoffe pro Mahlzeit. Zum anderen kann der Darm in der Ketose mehr Nährstoffe aufnehmen.

Depressionen und Angststörungen verringern sich. Menschen, die an Depressionen oder Angststörungen leiden, erleben oft eine deutliche Verbesserung ihrer Stimmung. Dies liegt vor allem daran, dass die Nervenzellen im Gehirn während der Ketose besser mit Energie versorgt werden. Das wiederum führt dazu, dass die Produktion und Übertragung von Neurotransmittern besser funktioniert. Das spürt man, das fühlt sich gut an.

Der beste Indikator ist das Fehlen von Hunger und Appetit! Über viele Stunden hat man nicht das Gefühl, etwas essen zu wollen. Das liegt daran, dass der Körper während der Ketose immer auf Fettreserven zurückgreift, und davon haben auch schlanke Menschen oft genug. Wenn dann der Hunger kommt, ist er anders als ein Kohlenhydrathunger. Er äußert sich nicht in Form von großem Appetit oder dem Verlangen, unbedingt etwas essen zu müssen. Er macht sich eher durch einen leichten Energieabfall bemerkbar.

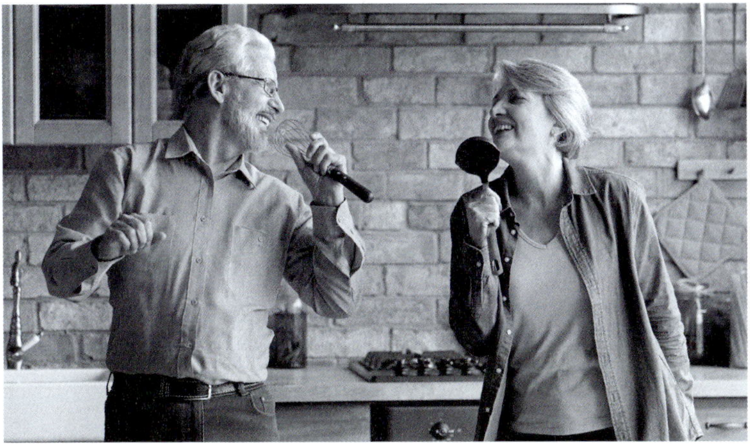

Ketonkörper beeinflussen indirekt die Epigenetik

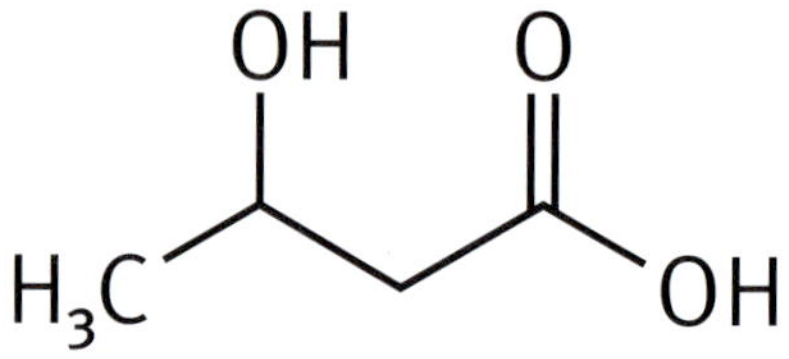

Beta-Hydroxybutyrat

Ketonkörper werden zum größten Teil in der Leber gebildet. Ein kleiner Teil wird aber auch von Darmbakterien produziert, die komplex aufgebaute Kohlenhydrate, wie sie vor allem in Gemüse vorkommen, im Dickdarm abbauen. Besonders effizient sind dabei Bakteriengattungen wie Prevotella und Bacteroides. Die im Darm gebildeten Ketonkörper werden gezielt durch die Darmwand ins Körperinnere transportiert. Einer der am häufigsten gebildeten Ketonkörper ist Beta-Hydroxybutyrat, kurz BHB. Nicht zu verwechseln mit Butyrat! Butyrat ist eine kurzkettige Fettsäure und kein Ketonkörper. Neben Beta-Hydroxybutyrat werden in der Leber noch weitere Ketonkörper aus Fettsäuren synthetisiert, nämlich Acetoacetat und Aceton. Dabei wird Acetoacetat in Aceton umgewandelt, aus dem wiederum Beta-Hydroxybutyrat entsteht. Es handelt sich also eher um eine Kette verschiedener Ketone als um völlig unterschiedliche Substanzen. Im Darm entsteht außerdem eine kurzkettige Fettsäure, das Propionat, das in der Leber ebenfalls zu Ketonkörpern umgewandelt werden kann.

Ketonkörper, insbesondere Beta-Hydroxybutyrat, verändern die Epigenetik an Hunderten von Stellen. Dies hat folgende Auswirkungen auf die Gesundheit:

Effizientere Nutzung von Fett für die Energiegewinnung: Ketonkörper wie Beta-Hydroxybutyrat (BHB) können epigenetische Veränderungen hervorrufen, die Gene hochregulieren, sodass Fett besser für die Energiegewinnung genutzt wird.

Verbesserte Insulinsensitivität: Durch Ketonkörper ausgelöste epigenetische Veränderungen können die Insulinsignalwege verbessern, was sich positiv auf den Blutzuckerspiegel auswirkt.

Weniger Nervenentzündungen: Ketonkörper-induzierte Histonveränderungen können chronische Entzündungen im Gehirn unterdrücken und damit das Risiko neurodegenerativer Erkrankungen, Depressionen und Burn-out verringern.

Verbesserte kognitive Funktion: Epigenetische Veränderungen können Gene hochregulieren, wodurch die Verbindungen zwischen Nervenzellen, den Synapsen, verbessert und die Produktion bestimmter positiv wirkender Botenstoffe erhöht wird.

Verbesserte Herzfunktion: Ketonkörper-induzierte epigenetische Veränderungen können die Leistung der Mitochondrien, der Minikraftwerke zur Energiegewinnung, im Herzen verbessern.

Geringeres Arteriosklerose-Risiko: Durch Ketonkörper hervorgerufene epigenetische Veränderungen können Gene herunterregulieren, die an Entzündungen und der Entstehung von Plaque in den Blutgefäßen beteiligt sind.

Verminderung von Entzündungen: Ketonkörper können Histonmodifikationen auslösen, die die Produktion entzündungsfördernder Botenstoffe in verschiedenen Geweben unterdrücken.

Verbesserte Immunfunktion: Epigenetische Veränderungen können die Funktion von Immunzellen positiv verändern, was die Fähigkeit des Körpers, Infektionen zu bekämpfen, verbessert.

Verbesserte Muskelausdauer: Ketonkörper-induzierte epigenetische Veränderungen können zu einer vermehrten Bildung von Mitochondrien führen und deren Funktion in der Skelettmuskulatur verbessern.

Alterung und Langlebigkeit: Ketonkörper-induzierte epigenetische Veränderungen können Gene, deren Aktivität oxidativen Stress reduziert, hochregulieren und so Alterungsprozesse verlangsamen.

Erhaltung der Telomere: Epigenetische Veränderungen können zur Erhaltung der Telomerlänge beitragen. Telomere sind schützende DNA-Sequenzen am Ende von Chromosomen, die bei Zellteilungen kürzer werden können. Der Erhalt der Telomere wird mit Langlebigkeit in Verbindung gebracht.

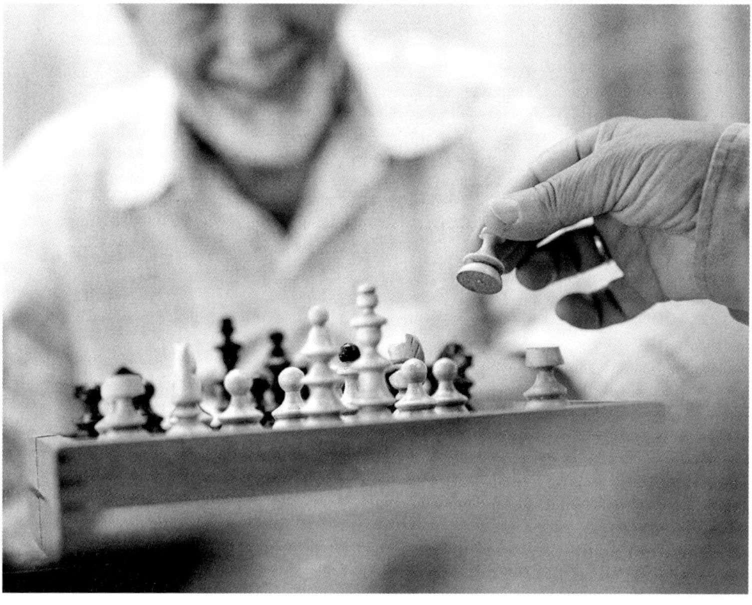

Butyrat und Co.: Genaktivität vom Darm aus steuern

Bei einer Ernährung, die viel Gemüse, Salat und etwas heimisches säurehaltiges Obst und Beeren enthält, produzieren spezielle Darmbakterien verschiedene kurzkettige Fettsäuren. Die beiden wichtigsten sind Butyrat und Propionat. Obwohl Butyrat dem Namen nach dem Beta-Hydroxybutyrat sehr ähnlich ist, handelt es sich um zwei Substanzen aus verschiedenen Stoffklassen, die im Körper auf ganz unterschiedlichen Wegen wirken. Beta-Hydroxybutyrat gehört zu den Ketonkörpern, die hauptsächlich in der Leber gebildet werden und die Epigenetik verändern, indem sie die Enzymtätigkeit beeinflussen, die für das Anbringen und Entfernen von Methyl- und anderen Gruppen an der DNA und an den Histonkomplexen verantwortlich sind.

Propionat

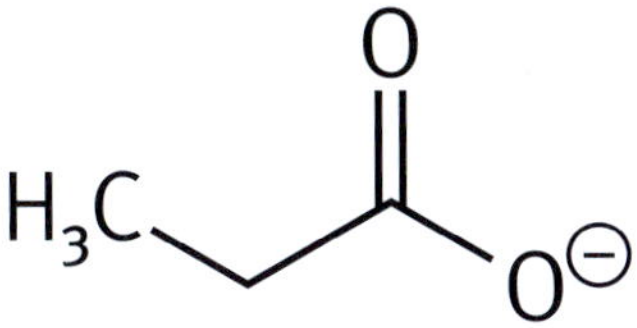

Butyrat

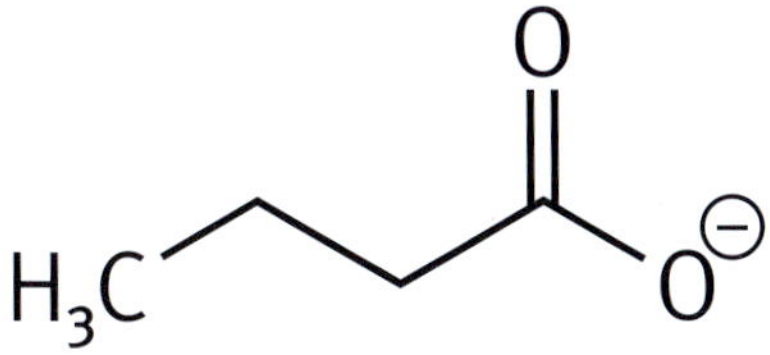

Butyrat und Propionat hingegen sind kurzkettige Fettsäuren, die im Darm von bestimmten Darmbakterien produziert werden, durch die Darmwand in den Körper gelangen und sich an Histonkomplexe anlagern. Wenn Butyrat oder Propionat an einen Histonkomplex andocken, verändert sich die Menge der Acetylgruppen am Histonkomplex. Interessanterweise kann die Anlagerung der kurzkettigen Fettsäuren sowohl zu einer Zunahme der Acetylgruppen und damit zu einer Lockerung der DNA-Wicklung als auch zu einer Abnahme der Acetylgruppen und damit zu einer Verfestigung der DNA-Wicklung führen. Ob eine Lockerung oder eine Verfestigung eintritt, hängt davon ab, in welchem Bereich der DNA Butyrat oder Propionat an einen Histonkomplex binden. Die kurzkettigen Fettsäuren regulieren also die Genexpression in zwei Richtungen. Einige Gene werden häufiger abgelesen, wodurch bestimmte Stoffe vermehrt gebildet werden. Andere Gene werden seltener abgelesen, wodurch sich die Konzentration bestimmter anderer Stoffe verringert. Im Allgemeinen schalten Butyrat und Propionat gesundheitsfördernde Gene an und gesundheitsschädliche aus.

Die epigenetischen Veränderungen durch Butyrat und Propionat sind sehr vielfältig. Sie führen zu folgenden gesundheitlichen Vorteilen:

Verbessert die Darmgesundheit: Sowohl Butyrat als auch Propionat nähren die Zellen, die den Dickdarm auskleiden, was zu epigenetischen Veränderungen in den Darmzellen führt. Sie fördern eine gesunde Darmbarriere, die Leaky Gut verhindert.

Reduziert Entzündungen: Butyrat löst epigenetische Veränderungen in den Genen des Immunsystems aus. Dies hat entzündungshemmende Wirkungen, die bei chronischen Erkrankungen, Autoimmunerkrankungen wie entzündlichen Darmerkrankungen nützlich sind. Propionat-induzierte epigenetische Veränderungen reduzieren die Produktion von entzündungsfördernden Botenstoffen, wodurch chronische Entzündungen vermindert werden.

Verbessert die Insulinsensitivität: Kurzkettige Fettsäuren verändern die Epigenetik so, dass Zellen wieder besser auf Insulin reagieren und die Insulinresistenz abnimmt.

Schützt Nervenzellen: Epigenetische Veränderungen durch Butyrat führen zu einer vermehrten Synthese von BDNF, einem wichtigen Wachstumsfaktor für die Bildung neuer Nervenzellen und deren Vernetzung untereinander, sowie zu einer vermehrten Produktion einiger Neurotransmitter. Dies hat neuroprotektive Effekte und kann das Risiko für Alzheimer und Parkinson senken bzw. das Fortschreiten der Erkrankung verlangsamen. Die epigenetischen Veränderungen können auch depressive Verstimmungen lindern.

Reduziert kardiovaskuläre Erkrankungen: Butyrat-induzierte epigenetische Veränderungen können die Herzgesundheit verbessern und die Bildung verschiedener Cholesterinverbindungen positiv beeinflussen.

Trägt zur Krebsprävention bei: Butyrat-induzierte epigenetische Veränderungen können das Krebsrisiko, insbesondere das Darmkrebsrisiko, senken und zur Heilung von Krebs beitragen.

Stärkt das Immunsystem: Sowohl die durch Butyrat als auch die durch Propionat hervorgerufenen epigenetischen Veränderungen können die Funktion und Regulation von Immunzellen positiv beeinflussen.

Reduziert den Appetit: Butyrat-induzierte epigenetische Veränderungen können dazu beitragen, die Appetitkontrolle und die Regulierung der Nahrungsaufnahme zu verbessern.

Aber nicht nur die kurzkettigen Fettsäuren aus dem Darm haben einen positiven Einfluss auf die Epigenetik: Bei einer ketogenen Ernährung und auch bei einer Low-Carb-Ernährung, die viel Gemüse, Salat und säurehaltige Früchte oder Beeren enthält, produzieren Darmbakterien weitere gesundheitsfördernde Substanzen. Diese werden vom Darm in den Körper transportiert. Aus ihnen werden entweder Enzyme gebildet, die für epigenetische Veränderungen benötigt werden, oder sie wirken als Cofaktoren, also als Stoffe, die es Enzymen ermöglichen, ihre aktive Form anzunehmen.

Proteinreiche Ernährung wirkt epigenetisch

Das Wort Protein leitet sich vom griechischen Wort Proton ab, das »das Erste oder Wichtigste« bedeutet. Das trifft auch auf ihre Rolle bei epigenetischen Prozessen zu. Sie sind deshalb so wichtig, weil sie Methionin enthalten. Aus Methionin entsteht S-Adenosylmethionin, der wichtigste Methylgruppendonor für die epigenetischen Methylierungen der DNA und Histonkomplexe. Methionin ist eine Aminosäure, die in fast allen proteinhaltigen Nahrungsmitteln vorkommt, wobei der Methioningehalt in tierischen Nahrungsmitteln deutlich höher ist als in pflanzlichen proteinhaltigen Nahrungsmitteln. Aber auch die Menge an Acetylgruppen, die für die Modifikation von Histonkomplexen benötigt werden, nimmt bei einer proteinreichen Ernährung zu.

Der Alterungsprozess sowie chronische Erkrankungen gehen dagegen meist mit einer generellen zu geringen Methylierung einher, d. h. DNA und Histonkomplexe verlieren zunehmend Methylgruppen, die nicht ersetzt werden. Dies kann unter anderem durch eine proteinarme Ernährung verursacht werden. Für Senioren ist eine ausreichende Eiweißzufuhr besonders wichtig, da der Darm mit zunehmendem Alter weniger Eiweiß aufnimmt. Um den Eiweißbedarf zu decken, sollten ältere Menschen daher mehr Eiweiß zu sich nehmen als jüngere.

Ausreichend Proteine essen

Proteine sind Leben! Proteine sind das Wichtigste! Für eine gesunde ketogene oder No-Carb-Ernährung ist eine ausreichende Proteinzufuhr sehr wichtig. Die tägliche Zufuhr sollte ca. 1,2 bis 2,0 Gramm Protein pro Kilogramm Körpergewicht betragen.

Proteine werden aber nicht nur für die Synthese von Methyl- und Acetylgruppen benötigt, sondern auch für die Mechanismen, mit denen diese Stoffe an die DNA oder an Histonkomplexe angehängt oder von diesen entfernt werden. Dafür sind Enzyme zuständig, die zum größten Teil aus Proteinen bestehen. Außerdem wirken einzelne Aminosäuren als Cofaktoren. Sie aktivieren zum Beispiel das Enzym, das Acetylgruppen an Histonkomplexe anhängt. Gleichzeitig können bestimmte Aminosäuren auch Enzyme hemmen, die für die Entfernung von Acetylgruppen verantwortlich sind. Da Proteine aus Aminosäuren bestehen, werden bei einer proteinreichen Ernährung vermehrt diese wichtigen Aminosäuren aufgenommen.

Außerdem sind Proteine notwendig, um die Information der Gene abzulesen. Sogar an der Herstellung neuer Proteine sind Proteine beteiligt!

Eine proteinreiche Ernährung aktiviert mTOR, das als epigenetischer Schalter fungiert

mTOR ist ein wichtiges Enzym. mTOR wirkt als epigenetischer Schalter an den Genen, die die Information für den Bau der Enzyme tragen, die Methylgruppen an die DNA anhängen. mTOR erhöht aber nicht nur die Rate, mit der das Gen abgelesen wird, sondern aktiviert auch das entstehende Enzym. mTOR wirkt so der allgemeinen Abnahme der Methylierung entgegen, die beim Altern und bei chronischen Krankheiten beobachtet wird.

Die epigenetischen Veränderungen, die mTOR hervorruft, ermöglichen auch die Bildung neuer Zellen, zum Beispiel für Muskel- oder Knochengewebe. Haut- und Nervenzellen erneuern sich dank mTOR. mTOR ist auch für das Immunsystem wichtig.

Gleichzeitig kann mTOR aber auch zu schädlichen epigenetischen Veränderungen und damit zu chronischen Erkrankungen führen. Dies ist dann der Fall, wenn mTOR dauerhaft erhöht ist.

mTOR wird durch den Verzehr von Proteinen aktiviert, aber nur für kurze Zeit. Nach einer proteinreichen Mahlzeit steigt die mTOR-Aktivität an. Sie darf aber nicht dauerhaft erhöht sein, d.h. auf einen Eiweißshake sollte nicht wenige Stunden später der nächste folgen. Auch zu viele proteinreiche Mahlzeiten über den Tag verteilt sind nicht gut. Stattdessen sind Pausen notwendig! Die effektivste Pause ist Intervallfasten, es schaltet mTOR wieder aus.

Auch Insulin aktiviert mTOR. Wenn mTOR durch Insulin aktiviert wird, bleibt es länger aktiv als bei einer Aktivierung durch Proteine. Dauerhaft hohe Insulinspiegel, wie sie bei einer Ernährung mit vielen einfachen Kohlenhydraten auftreten, führen ebenfalls zu einer konstanten mTOR-Aktivität und zu schädlichen epigenetischen Veränderungen.

Ich empfehle daher ein bis zwei proteinreiche Mahlzeiten am Tag und zusätzlich Proteinshakes, um die benötigte Proteinmenge leichter decken zu können. Außerdem empfehle ich tägliches Intervallfasten. Das bedeutet tägliche Fastenzeiten von etwa 16 bis 18 Stunden, oder dass die letzte Mahlzeit eines Tages gegen 19 Uhr verzehrt wird und die erste des Folgetages zwischen 11 und 13 Uhr. Während der Fastenzeiten sollten keine Proteinshakes konsumiert werden.

Achtung, giftig!

Endokrine Disruptoren – klingt kompliziert, ist aber einfach erklärt: Das sind Chemikalien, die unser Hormonsystem stören können. Sie wirken manchmal wie Hormone, blockieren sie oder verändern ihre Abbauprozesse. Das Ergebnis? Unser Körper kommt aus dem Takt. Entwicklung, Fruchtbarkeit, Gesundheit – alles kann betroffen sein. Viele Disruptoren finden wir im Alltag: in Pestiziden, industriellen Chemikalien, sogar in Schwermetallen wie Blei oder Quecksilber.

Pestizide spielen da eine große Rolle. DDT etwa wirkt wie Östrogen, ein weibliches Hormon. Das heißt, es stört die natürliche Balance. Weniger Fruchtbarkeit, erhöhte Risiken für hormonabhängige Krebsarten – das sind die Folgen. Schwermetalle wie Quecksilber und Blei? Gehen direkt auf die Schilddrüse, die unseren Stoffwechsel steuert. Besonders tückisch, weil sie oft über Nahrung in den Körper kommen. Stichwort Fisch und Meeresfrüchte – die haben oft mehr Quecksilber als uns lieb ist. Problematisch vor allem für Ungeborene und kleine Kinder, deren Systeme noch empfindlicher sind.

Weichmacher – mit knallharten Folgen

Dann gibt es die allgegenwärtigen Industriechemikalien wie BPA und Phthalate. BPA findet sich in Plastikflaschen, in Lebensmittelverpackungen, auch in Spielzeug. Es ahmt Östrogen nach, greift ins Hormonsystem ein, und das hat seinen Preis: Fortpflanzungsprobleme, Entwicklungsstörungen bei Kindern, ein höheres Risiko für Krebs. Phthalate, die als Weichmacher in Kunststoffen stecken, greifen den Testosteronspiegel an und stören die Geschlechtsentwicklung, insbesondere bei Jungen während der

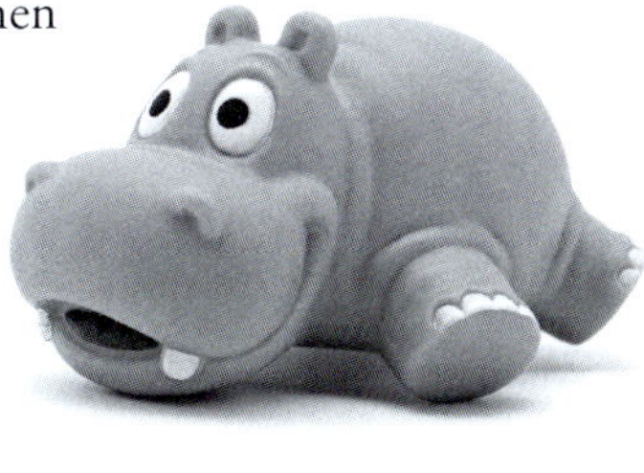

pränatalen Phase – also noch im Mutterleib. Und auf den Stoffwechsel haben Disruptoren ebenfalls ein Auge geworfen: Sie stören den Fettstoffwechsel, fördern Übergewicht und erhöhen das Risiko für Typ-2-Diabetes.

Und, wichtig: Phthalate verringern die Methylierung im Östrogen-Rezeptor-Gen. Folge: erhöhte Genaktivität und potenziell höheres Risiko für hormonabhängige Krebserkrankungen.

Besonders besorgniserregend: Manche dieser Effekte können an die nächste Generation weitergegeben werden. Auch hier: Nicht über die Gene selbst, sondern durch epigenetische Markierungen. Ein Erbe, das die Kinder trifft, selbst wenn sie diesen Stoffen nie direkt ausgesetzt waren. Vor allem Weichmacher haben es in sich. Ein Chemikaliencocktail, der tief in die epigenetische Regulierung eingreift. Die Belastung mit Phthalaten zu minimieren – besonders in der Schwangerschaft –, ist ein entscheidender Schritt, um etwas für die Gesundheit der kommenden Generationen zu tun.

Toast frisch – Darm kaputt?

Nahrungsmittelunverträglichkeiten nehmen erschreckend rasch zu. Viele von Ihnen wissen, wovon ich spreche. Nach dem Essen sofort Blähungen, oft Bauchschmerzen, manchmal Krämpfe, später Durchfall. Ursache? Das Essen? Ja, wenn das so einfach wäre. Abhilfe, wenn man die Ursache gar nicht kennt? Schwierig.

Aber schauen Sie doch mal nach den so harmlos klingenden »Konservierungsstoffen«. Lesen Sie mal das Kleingedruckte auf allem, was eingeschweißt ist … jahrelang. Das kann nämlich auf Dauer zu Veränderungen der Darmschleimhaut führen. Und irgendwann schlägt etwas zu, das man nur als Vergiftung bezeichnen kann. Was Sie dann empfinden, schildern Sie mir Tag für Tag.

Konservierungsstoffe sind viel mehr als nur Haltbarmacher. Sie können auch eingreifen ins epigenetische System, können Gene an- oder abschalten. Ein häufiger Vertreter: Nisin. Ein Lantibiotikum, das in Käse, Wurst und anderen Lebensmitteln steckt. Nisin kann nicht nur schädliche Keime abtöten, sondern auch nützliche Darmbakterien. Das bringt das Mikrobiom durcheinander. Es stört die »guten« Bakterien, die bei der Nährstoffverarbeitung und Abwehr von Krankheitserregern helfen.

Wir glauben und hoffen als Molekularmediziner, Sie ein bisschen unterstützen zu können. Gerade im Darm. Denken Sie einfach mal an Glutamin, ein Esslöffel täglich. An Ihre Aminos. An genetisch korrekte Kost. Denn geschädigte Darmschleimhaut kann man »neu aufbauen«. Hier besteht Hoffnung. Geheilt, tatsächlich geheilt wurde in meiner Praxis eine junge Dame allein mit 6 Gramm Omega 3. Nicht mehr.

Zusammenfassung: Gene forever young – eine Frage der Ernährung

Nahrung liefert nicht nur Kalorien, sondern beeinflusst auch direkt die Aktivität von Genen. Bestimmte Nährstoffe können Gene an- oder abschalten und damit den Stoffwechsel, das Immunsystem und Alterungsprozesse beeinflussen.

Eine ketogene Ernährung in Kombination mit Intervallfasten ist für gesunde epigenetische Prozesse besonders wichtig. Durch den Verzicht auf Kohlenhydrate stellt der Körper auf Fettverbrennung um und produziert Ketone. Ketone dienen nicht nur als alternative Energiequelle, sondern aktivieren auch epigenetische Prozesse, die Entzündungen reduzieren und Zellschäden reparieren, die Zellfunktion verbessern und sogar neurodegenerative Erkrankungen verlangsamen können.

Epigenetische Prozesse werden sogar vom Darm aus gesteuert. Bestimmte Darmbakterien produzieren kurzkettige Fettsäuren wie Butyrat, die epigenetisch wirken und so das Immunsystem, den Stoffwechsel und sogar die Gehirnfunktion beeinflussen können. Industriell verarbeitete Lebensmittel, Zu-

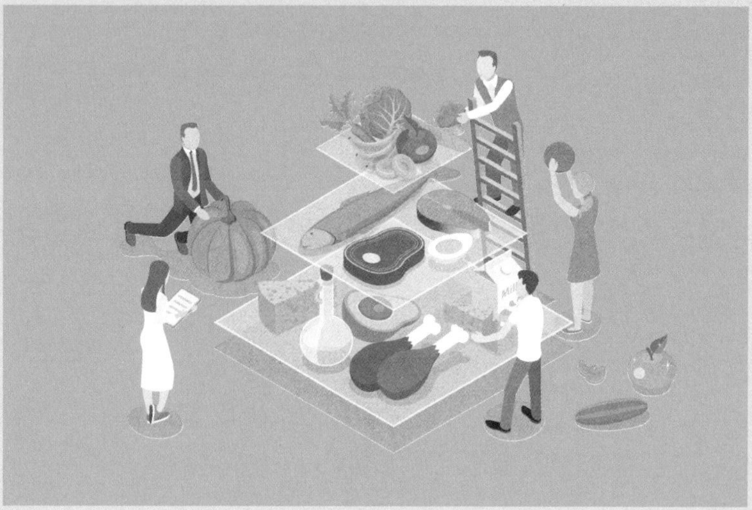

cker und Pestizide können dagegen epigenetische Schäden verursachen und das Krankheitsrisiko erhöhen.

Wer gesund leben will, muss sich bewusst ernähren. Eine natürliche, eiweiß- und fettreiche Ernährung mit viel Gemüse und Salat ist wichtig, um epigenetische Prozesse in die richtige Richtung zu lenken.

Aminosäuren führen zu epigenetischen Veränderungen, die sich unter anderem wie folgt äußern:

- Es werden mehr Botenstoffe gebildet, die im Gehirn positiv wirken.
- Die Muskelmasse nimmt zu.
- Die Gehirnzellen bilden mehr Verbindungen, was gut für das Gehirn ist.

Ketone führen zu epigenetischen Veränderungen, die sich unter anderem wie folgt äußern:

- Die Konzentrationsfähigkeit steigt.
- Depressionen und andere psychische Probleme nehmen ab.
- Schmerzen und Entzündungen nehmen ab.
- Körperliche Ausdauer und Kraft nehmen zu.
- Das Immunsystem wird gestärkt.

Butyrat aus dem Darm führt zu epigenetischen Veränderungen, die sich unter anderem wie folgt äußern:

- Die Darmgesundheit verbessert sich.
- Der Appetit nimmt ab.
- Nervenzellen werden geschützt.

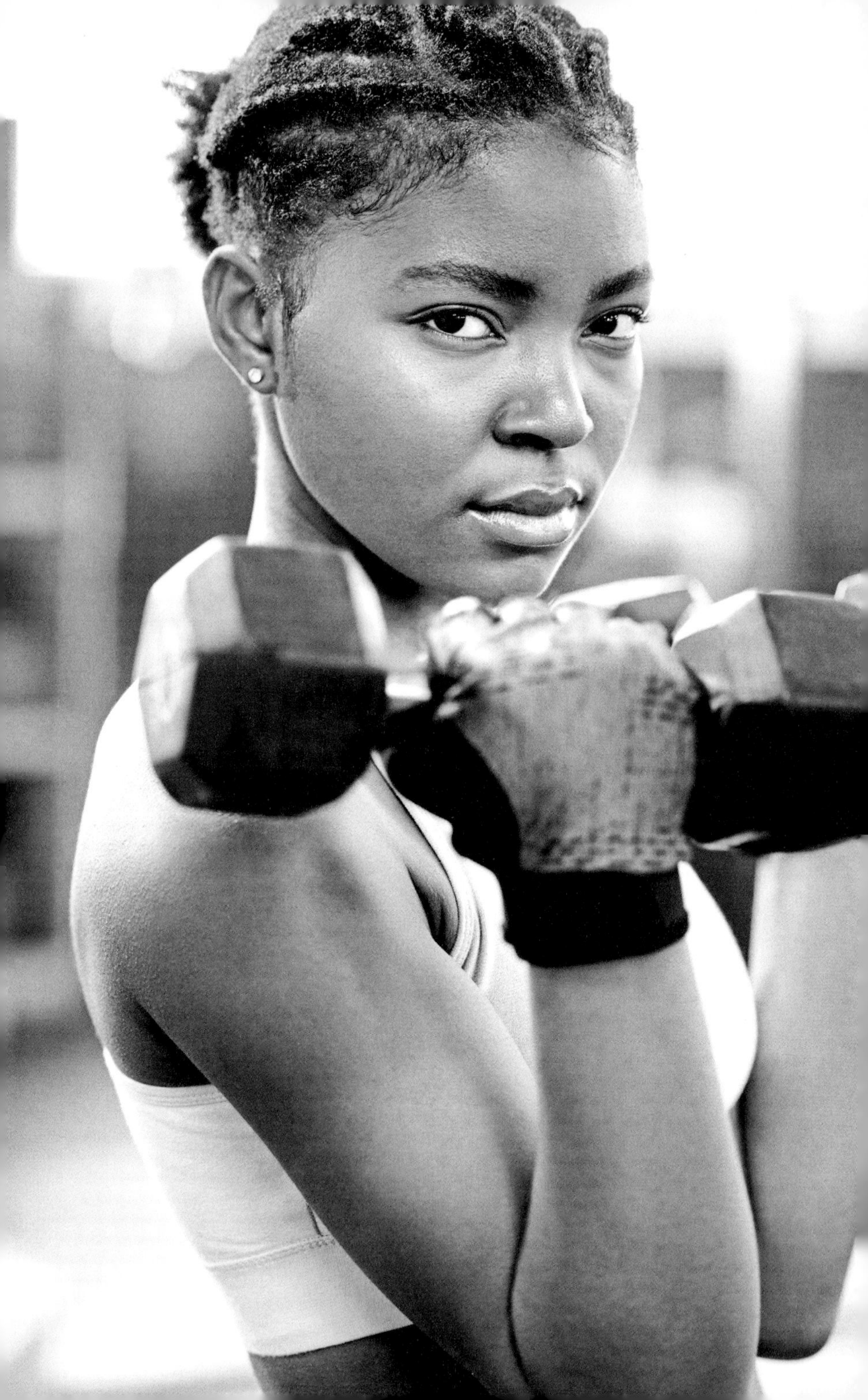

Turboschalter Sport

Sport ist der Schlüssel, um Ihre Epigenetik auf den richtigen Kurs zu bringen. Wenn Sie aktiv werden, setzen Sie eine Kaskade von positiven Veränderungen in Gang: Sie aktivieren Gene, die Ihre Energieproduktion ankurbeln. Ihr Gehirn wacht auf, wird besser durchblutet. Sie denken klarer, fühlen sich fitter. In den Zellen wachsen neue Mitochondrien – mehr Kraftwerke, mehr Energie. Ihre Muskeln werden stärker und widerstandsfähiger. Außerdem schlafen Sie tiefer und erholsamer. Und das Beste: Diese epigenetischen Veränderungen vererben Sie weiter. Mit jedem Schritt heute verbessern Sie nicht nur Ihre eigene Gesundheit, sondern auch die Ihrer Kinder.

»Ich war um Jahre jünger«

Wachstumshormon. Eines der zwei Hormone, die wirklich wichtig sind. »The good guys.« Wachstumshormon und Testosteron bestimmen Ihr Leben, buchstäblich. Das ganze andere Hormondurcheinander dürfen Sie getrost vergessen. Mir dürfen Sie das glauben. Hormone sind mein Leib- und Magenthema seit 1975. Wachstumshormon wird, wie Sie wissen, gespritzt. Täglich, in den Anti-Aging-Kliniken. Aus gutem Grund. Wirkt ja tatsächlich sensationell. So lange man spritzt … Sie sind klüger, wie ich in einem Ihrer Briefe lesen darf. Klüger als die Hormon-Spritzer. Wie das?

> Ich habe die drei Aminosäuren L-Arginin, L-Ornithin, und L-Lysin abends vor dem Schlafengehen eingenommen, um die Produktion des Wachstumshormones zu aktivieren. Damit habe ich prima abgenommen, meine Haut war straff und die sportliche Leistung/Regeneration hervorragend. **Ich war um Jahre jünger.**

Sie glauben nicht, wie sehr mich solche Sätze berühren. All das, wofür andere fürchterlich kompliziert kämpfen, kriegt man nämlich auch geschenkt – von der Natur. Auch mit 47 Jahren. Gewusst wie. Doch hier reden wir schon wieder von Stoffwechsel. Von »Amino-Revolution«, wie in meinem Buch 2021 beschrieben. Hier schauen wir nun weiter: Was passiert mit der Epigenetik?

Sofakartoffeln machen jede Zelle faul

Das wollte auch das Forscherteam von Manuel Fernandez-Sanjurjo und Eduardo Iglesias-Gutiérrez (Universität Oviedo) wissen:[17] Gibt es auf genetischer Ebene messbare Unterschiede zwischen gut trainierten Athleten und Sofakartoffeln (sorry) im gleichen Alter? Sie wollten wissen, ob Sport die Genregulation – also unsere Biologie – so tiefgreifend beeinflusst, dass sich dadurch auch das Risiko für Krankheiten wie Herz-Kreislauf-Erkrankungen und Krebs senken lässt. Im Fokus stand eine spezielle Art von molekularen »Boten«: die extrazellulären Vesikel-miRNAs – das sind diese winzigen »Flaschenpost«-Moleküle, die unsere Zellen verschicken. In kleinen Bläschen verpackt, schippern sie durchs Blut und bringen anderen Zellen Nachrichten, die ihnen sagen, an welche Gene Methylgruppen angehängt werden oder wo Histone modifiziert werden sollen. Zum Beispiel, um den Körper an Belastungen anzupassen und effizienter Energie zu produzieren. Um Antworten zu finden, wurden die Probanden in drei Gruppen aufgeteilt:

1. **Ausdauersportler:** junge Männer, die in Langstreckenlauf und Triathlon auf hohem Niveau aktiv sind.
2. **Kraftsportler:** junge Männer, spezialisiert auf Disziplinen wie Gewichtheben, Kugelstoßen und Turnen.
3. **Sofakartoffeln:** junge Männer, die fast keinen Sport treiben, mit weniger als einer Stunde Bewegung pro Monat.

Das Team nutzte eine moderne »Next-Generation Sequencing«-Technik – wie ein Hochleistungs-Detektivlabor für kleinste RNA-Moleküle (miRNAs) im Blut. Damit sie keine spontanen Effekte durch das Training erwischten, nahmen die Forscher Blutproben nach einer Pause ab und schnappten sich dann die miRNAs, um zu schauen, was da wirklich los ist.

Spannend: Bei den Athleten – egal ob Ausdauer oder Kraft – fanden die Forscher weniger von bestimmten miRNAs (miR-16-5p, miR-19a-3p und miR-451a) als bei den Couch-Potatoes. Besonders bei den Ausdauersportlern war miR-25-3p ziemlich rar. Diese miRNAs sind wie kleine »Bremsklötze«: Sie blockieren Gene, die für den Energiestoffwechsel und Muskelaufbau wichtig sind. Mit weniger »Bremsern« können die Zellen also ungehindert Gas geben – Energie wird effizienter genutzt, und die Muskeln bauen sich besser auf.

Kurz gesagt: Bewegung verändert nicht nur die Muskeln – sie schaltet den ganzen Körper auf Leistung.

Das Hirn braucht Bewegung

In den 1960er-Jahren begann alles mit einer revolutionären Entdeckung: Der US-amerikanische Neurowissenschaftler und Entwicklungsbiologe Joseph Altman von der Purdue University (Indiana) stellte fest, dass Bewegung nicht nur den Körper, sondern auch das Gehirn beeinflusst. In seinem Versuchslabor sah Altman, wie bei aktiven Katzen und Ratten tatsächlich neue Gehirnzellen, genauer: Gliazellen, entstanden. Das passte nicht in das damalige Verständnis – schließlich war man sicher, dass Gehirnzellen nur bei jungen Lebewesen wachsen können. Seine Erkenntnisse stießen auf Skepsis. Neue Hirnzellen bei Erwachsenen? Niemals. So hieß es lange.[18] Heute wissen wir: Oh, doch.

Die Wende kam Ende der 1990er. Neurowissenschaftler Fred Gage und sein Team bestätigten Altmans Entdeckungen und bewiesen, dass Bewegung tatsächlich neue Nervenzellen bildet – besonders im Hippocampus, dem Gedächtnis- und Lernzentrum des Gehirns. Ausdauersport wie Laufen fördert messbar die Neurogenese! Gemessen im Gehirn der Mäuse, die sie ins Laufrad setzten und rennen ließen, – und damit wahrscheinlich auch bei Menschen. Damit wurde Bewegung zu einem Hoffnungsträger in der Behandlung neurodegenerativer Erkrankungen. Die Erkenntnis, dass regelmäßige Bewegung das Gehirn stärken kann, war ein wissenschaftlicher Durchbruch und brachte das Thema zurück ins Rampenlicht.[19]

Das Hirn braucht Bewegung! Doch welche wirkt am besten? »Brain-Jogging« war mir immer suspekt. Natürlich kann man Gedichte auswendig lernen, Kreuzworträtsel lösen … Nur gibt's da einen Haken: Wenn Nährstoffe, wenn Vitamine, wenn Aminosäuren fehlen, merkt sich das Gehirn gar nichts! (Sie denken gerade: »Ach sooo?«) Jedenfalls: Ich hab's gern leicht. Vergnüglich. Die Entdeckung, dass körperliches Training mein Gehirn verändert, hat mein Leben schon 1989 verändert. Erinnern Sie sich an den Nestor der deutschen Sportmedizin, Professor Hollmann? Er sagte: »Beweg deine Beine, dann geht im Gehirn das Licht wieder an!« Das Wort »wieder« hat mir hierbei besonders gefallen.

Und die Frage: Ist jede Art von körperlichem Training gleich gut?

Antwort: Nein, ist es nicht. Hier gibt es himmelweite Unterschiede. Für mich völlig neu. Finnische Forscher um Miriam Nokia und Heikki Kainulainen haben hier eine präzise, verblüffende Antwort gegeben. Publiziert im *Journal of Physiology* im Februar 2016. Sie haben Ratten beobachtet und ihnen eine Markierungssubstanz gespritzt, die das Wachstum neuer Gehirnzellen sichtbar machte. Sie fanden nach sieben Wochen am Hippocampus, also unserem Gedächtniszentrum, nach Krafttraining keinerlei Veränderung, nach HIIT (High-Intensity Interval Training) nur geringe Veränderung, nach normalem Joggen dramatische Veränderung.[20]

HIIT heißt: Vollgas geben, bis die Lunge brennt, dann kurz durchschnaufen – und wieder von vorne!

Dramatisch heißt: viele neue Gehirnzellen im Gedächtniszentrum. Was das heißt, kann sich jeder selbst denken. Die Forschenden führen dies auf diesen mysteriösen BDNF zurück, Sie erinnern sich.

Je mehr Meilen die Ratte rannte, desto mehr BDNF, desto stärker die Veränderung im Hippocampus. Übersetzt: Ein umso besseres Gedächtnis, umso klüger der Mensch. Dass HIIT fast nicht wirkt, wird auf den Stress dieses höchst anstrengenden Trainings zurückgeführt. Wundert mich nicht …

Und heute? Kümmert sich eine Fülle von Forscherteams weltweit um die Frage, wie Bewegung sich epigenetisch auf die Hirn-Fitness auswirkt. Dass also Bewegung nicht nur das Gedächtnis stärkt, sondern auch die Neuroplastizität – also die Fähigkeit des Gehirns, neue Verbindungen zu bilden und sich anzupassen – unterstützt und vor altersbedingtem Abbau schützt. Ihr Fazit? Bewegung ist essenziell für ein gesundes Gehirn bis ins hohe Alter.[21]

Power on! Sport aktiviert Gene zur Energieherstellung

Energie fühlt sich gut an. Energie gibt nicht nur die Kraft, die vielen Aufgaben des täglichen Lebens problemlos zu bewältigen, Energie macht auch glücklich. Viele Menschen halten es für normal, dass man mit zunehmendem Alter immer müder wird, dass viele Tätigkeiten immer anstrengender werden. Das mag mit 80 oder 90 Jahren normal sein, nicht aber mit 40, 50 oder noch jünger. Wer schon in der Lebensmitte unter Energiemangel leidet, bei dem sind mit hoher Wahrscheinlichkeit einige epigenetische Schalter falsch gestellt. Die gute Nachricht: Das muss nicht so bleiben! Sport ist eines der effektivsten Mittel, um die Schalter wieder in die gesundheitsfördernden Positionen zu bringen. Sport belohnt mit enormen Energiereserven. Denn der Körper passt sich durch seine epigenetischen Veränderungen immer wieder an. Wenn er sich körperlich anstrengen muss, produziert er mehr Energie, und zwar nicht nur in den anstrengenden, sondern auch in den ruhigen Phasen. Dann ist man den ganzen Tag über voller Energie.

Natürlich kann Sport allein keine Wunder bewirken, wenn man unter psychischem Dauerstress und Schlafmangel leidet. Dann heißt es vielleicht auch: Aktivitäten reduzieren, Ansprüche herunterschrauben, sich auf das Wesentliche konzentrieren. Und sich ausreichend Zeit zum Schlafen nehmen. Sport kann auch keine Wunder bewirken, wenn man sich schlecht ernährt.

Wenn mehr Energie gebraucht wird, wird auch mehr produziert

Bei sportlicher Betätigung braucht der Körper mehr Energie. Anstrengung führt zu einer ganzen Reihe epigenetischer Veränderungen. Sie finden an verschiedenen Stellen des Genoms statt und umfassen alle

Arten der Epigenetik. Einige Stellen werden vermehrt methyliert oder verlieren Methylgruppen, wodurch die Expression von Genen erhöht oder verringert wird, Histone werden modifiziert, wodurch das Ablesen von Genen erhöht oder verringert wird. Sport beeinflusst auch die nicht-kodierenden RNAs, die ebenfalls die Expression einer Vielzahl von Genen regulieren können. Zunächst kommt es zu kurzfristigen Veränderungen, um den erhöhten Energiebedarf zu decken. Bei regelmäßiger sportlicher Betätigung kommt es zu langfristigen epigenetischen Veränderungen.

In verschiedenen Geweben wie Skelettmuskulatur, Fettgewebe, Blutzellen und sogar im Gehirn kommt es zu trainingsbedingten epigenetischen Veränderungen. Welche Schalter genau verändert werden, hängt von verschiedenen Faktoren wie Art, Dauer und Intensität des Sports ab.

Vor allem werden Gene häufiger abgelesen und anhand ihrer Information Proteine hergestellt, die für den Aufbau und die Reparatur der Muskulatur notwendig sind. Muskeln sind ein wichtiger Ort der Energiegewinnung. In ihnen wird auch im Ruhezustand ständig Energie produziert. Nimmt die Muskelmasse zu, steigt auch die Menge der produzierten Energie. Das spürt man, das tut gut. Muskeln sind außerdem wichtig für das Immunsystem, in ihnen werden unter anderem entzündungshemmende Botenstoffe gebildet, wodurch chronische Entzündungen im gesamten Körper zurückgehen können. Wenn chronische Entzündungen zurückgehen, benötigt das Immunsystem weniger Energie. Diese Energie steht dann anderen Körperfunktionen zur Verfügung.

Bei anstrengendem Sport muss zudem das Herz schneller schlagen und vor allem die Muskulatur mit mehr Sauerstoff versorgt werden. Veränderungen an epigenetischen Schaltern ermöglichen diese Anpassungen. Wenn das Herz schneller und kräftiger schlagen muss, um das Blut im richtigen Rhythmus durch den Körper zu pumpen, wird die Herzmuskulatur trainiert. Treiben wir regelmäßig Sport, nimmt die Muskelkraft des Herzens zu. Das macht sich nicht nur beim Sport bemerkbar, sondern auch in Ruhephasen. Man ist fitter, hat mehr Energie.

Neue Mitochondrien – mehr Energie

Regelmäßige körperliche Anstrengung erhöht die Anzahl der Mitochondrien. Mitochondrien sind winzige Untereinheiten, die in fast allen Zellen vorkommen. In ihnen wird Energie in Form von Energiemolekülen (ATP) produziert. Je mehr Mitochondrien vorhanden sind, desto mehr Energie kann produziert werden. Doch wie merken die Zellen, dass sie neue Mitochondrien bilden sollen? Auch hier sind epigenetische Mechanismen am Werk.

Unter anderem wird bei körperlicher Anstrengung ein bestimmtes Enzym vermehrt gebildet, die AMP-aktivierte Proteinkinase (AMPK). Dieses Enzym wirkt als wichtiger Regulator. Denn AMPK beeinflusst wiederum die DNA-Methylierung und Histonmodifikationen. AMPK verändert das Genom an vielen verschiedenen Stellen, was letztlich zur Bildung neuer Mitochondrien beiträgt. Die Veränderungen finden an so vielen verschiedenen Stellen statt, weil die Bildung neuer Mitochondrien komplex ist.

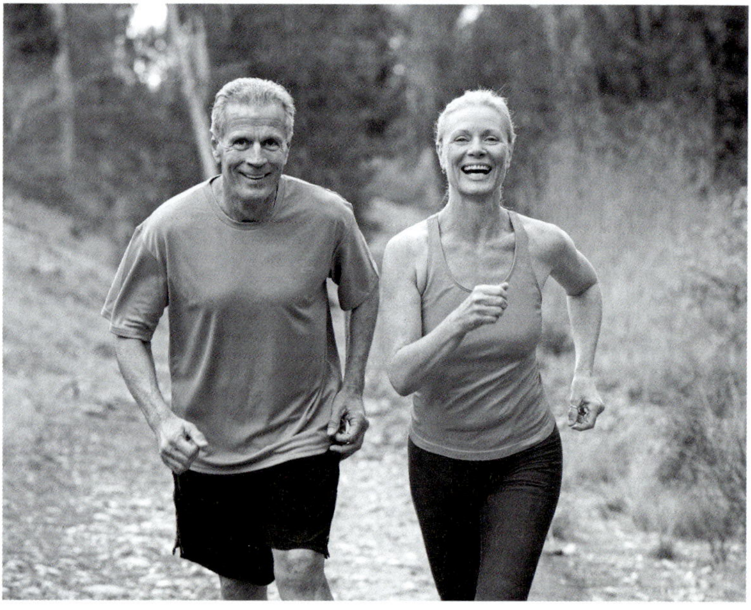

AMPK verändert auch die Epigenetik dahingehend, sodass ein wichtiger Prozess zur Erneuerung der Mitochondrien in Gang gesetzt wird. Ähnlich wie im Körper bei längerem Fasten geschädigte Zellbestandteile abgebaut und recycelt werden (Autophagie), werden durch Sport geschädigte Teile der Mitochondrien abgebaut und recycelt. Dieser Vorgang wird als Mitophagie bezeichnet. Die gezielte Entfernung defekter Bereiche der Mitochondrien verbessert die Qualität der Minikraftwerke. Sind die Mitochondrien in einem besseren Zustand, können sie mehr Energie produzieren.

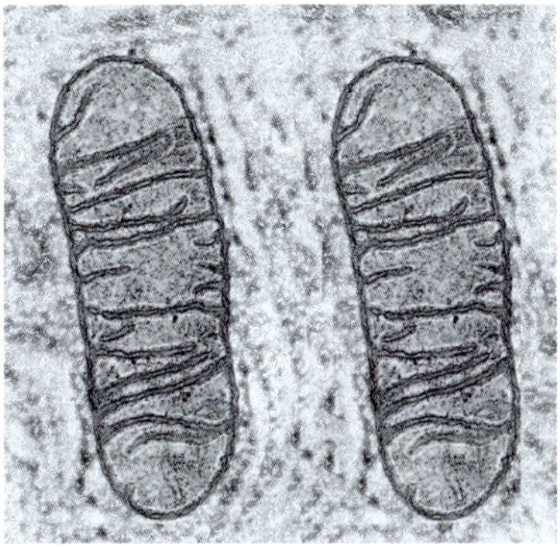

Nicht nur das Enzym AMPK und die von ihm ausgelösten epigenetischen Veränderungen sind für die Mitophagie verantwortlich. Viele weitere Proteine sind daran beteiligt, die ebenfalls durch körperliche Anstrengung aktiviert werden.

Während des Sports steigt der oxidative Stress in den Mitochondrien. Dieser oxidative Stress wirkt sich positiv aus, da er nur punktuell auftritt. Dieser oxidative Stress verändert, ähnlich wie die AMPK, die Methylierung der DNA und ruft Modifikationen an den Histonkomplexen hervor. Auf diese Weise aktiviert oxidativer Stress zusätzlich die Mitophagie.

Epigenetische Sprints und Marathonläufe: von schnellen, kurzfristigen Veränderungen und lebenslangen Umprogrammierungen

Epigenetische Muster können sich innerhalb von Minuten ändern. Im Sport wird dies besonders deutlich. Beim Sport muss die Muskulatur in kurzer Zeit mehr Energie produzieren und sich viel intensiver bewegen als im Ruhezustand, das Herz muss schneller schlagen und vieles mehr. Epigenetische Schalter in Form von DNA-Methylierung, Histonmodifikation und nicht-kodierender RNA machen dies möglich. Nach Sport oder intensiver körperlicher Belastung werden die Schalter wieder in den Ausgangszustand zurückgesetzt, der vor dem Training bestand.

Regelmäßiger Sport, d. h. intensive körperliche Belastung mehrmals pro Woche, verändert die Epigenetik aber auch dauerhaft. Viele Gene, die für den Aufbau neuer Muskelfasern und die Energiegewinnung zuständig sind, werden vermehrt abgelesen. Auch Gene, die für einen gesunden Fettstoffwechsel und eine gesunde Reaktion auf Insulin wichtig sind, werden häufiger abgelesen und anhand ihrer Information werden Proteine hergestellt. Außerdem werden Gene für die Bildung und Vernetzung neuer Nervenzellen häufiger exprimiert. Dagegen werden Gene, die normalerweise bei chronischen Entzündungen häufig abgelesen werden, seltener exprimiert. Regelmäßiger Sport stellt epigenetische Schalter auf »gesund« und senkt damit das Risiko für chronische Erkrankungen von Depressionen über chronische Darmentzündungen bis hin zu Diabetes, Krebs, Herz-Kreislauf-Erkrankungen und Alzheimer.

Mehr Sport – besserer Schlaf – gesündere Epigenetik

Sport macht körperlich müde. Bei den meisten Menschen verbessert sich dadurch die Schlafqualität, und zwar sowohl kurz- wie langfristig. Sie schlafen schneller ein, schlafen besser durch und schlafen länger. Guter Schlaf wiederum führt zu positiven epigenetischen Veränderungen. Diese machen sich auf verschiedene Weise bemerkbar:

Herz-Kreislauf-Gesundheit: Guter Schlaf verbessert die Herzgesundheit. Im Schlaf sinkt der Blutdruck, sodass sich Herz und Blutgefäße erholen und reparieren können. Eine gleichbleibend gute Schlafqualität kann das Risiko von Herzerkrankungen und Schlaganfällen verringern.

Gewichtsmanagement: Schlaf hilft, Hormone zu regulieren, die den Appetit steuern. Schlafentzug hingegen kann diese Hormone stören, was zu vermehrtem Hunger und möglicher Gewichtszunahme führt. Ausreichend Schlaf hilft, ein gesundes Gewicht zu halten.

Regulierung des Blutzuckerspiegels: Während eines langen und tiefen Schlafs sinkt der Cortisolspiegel. Dadurch sinkt auch der Blutzuckerspiegel. Regelmäßig guter Schlaf verringert das Risiko, an Insulinresistenz oder Typ-2-Diabetes zu erkranken.

Funktion des Immunsystems: Ein guter Schlaf unterstützt die Funktion des Immunsystems. Während des Schlafs setzt das Immunsystem Proteine frei, die helfen, Infektionen und Entzündungen zu bekämpfen.

Gehirnfunktion: Schlaf ist wichtig für kognitive Prozesse wie Lernen, dem Speichern von Sinneseindrücken und Kreativität. Ausreichend guter Schlaf verbessert die Konzentration, die Fähigkeit, Probleme zu lösen, und die allgemeine geistige Leistungsfähigkeit.

Stimmungsregulierung: Schlaf spielt eine wichtige Rolle bei der Verarbeitung von Emotionen. Ausreichender Schlaf wird mit einer besseren Stimmung, einem geringeren Risiko für Depressionen und Angststörungen und einer besseren emotionalen Belastbarkeit in Verbindung gebracht.

Stressbewältigung: Qualitativ hochwertiger Schlaf trägt zu einer positiven Regulierung des körpereigenen Stressreaktionssystems bei. Dauerhaft guter Schlaf kann zu einer besseren Stressbewältigung und Emotionsregulation führen.

Allgemeines Wohlbefinden: Regelmäßiger, erholsamer Schlaf trägt zu einer besseren allgemeinen körperlichen und geistigen Gesundheit, einer höheren Lebensqualität und einer besseren Funktionsfähigkeit im Alltag bei. Um diese langfristigen gesundheitlichen Vorteile zu maximieren, ist es wichtig, nicht nur auf die Quantität, sondern auch auf die Qualität des Schlafs zu achten.

Vom Krafttraining zu mehr Muskeln für ein langes und gesundes Leben

Muskeln sind viel mehr als nur Bewegungs- und Halteapparate! Erst seit Kurzem weiß man, dass das Muskelgewebe nicht nur bei der Energiegewinnung äußerst aktiv ist. In der Muskulatur werden wichtige Stoffe für das Immunsystem produziert. Ein schwaches Immunsystem wiederum führt zu chronischen Erkrankungen, insbesondere zu Krebs. Das Nachlassen der Abwehrkräfte ist auch der entscheidende Faktor für das Altern. Muskeln leisten daher einen wichtigen Beitrag zur Krebsprävention und können auch das Risiko anderer chronischer Erkrankungen senken. Außerdem verzögern Muskeln den Alterungsprozess. Epigenetische Veränderungen sind für den Immun-Boost aus der Muskulatur verantwortlich.

Durch Bewegung und körperliche Anstrengung werden in der Muskulatur vermehrt entzündungshemmende Stoffe wie Myokine gebildet. Außerdem nimmt die Anzahl und Aktivität einer bestimmten Art von Immunzellen zu.

Verantwortlich für die vermehrte Bildung der gesundheitsfördernden Myokine sind sowohl DNA-Methylierung als auch Histonmodifikationen an den Genen, die für die Produktion der Myokine abgelesen werden müssen. Myokine sind hormonähnliche Botenstoffe, die an der Regulation des Immunsystems beteiligt sind. Steigt die Zahl der Myokine, gehen Entzündungen zurück. Dies ist insbesondere für chronische Erkrankungen und den Alterungsprozess von Bedeutung, da diese mit chronischen Entzündungen einhergehen.

Darüber hinaus wird in der Muskulatur ein weiterer wichtiger Botenstoff (Interleukin 15) gebildet. Dieser wiederum fördert die Herstellung und Funktion von T-Zellen. T-Zellen sind wichtige Immunzellen, die körperfremde Strukturen erkennen. Sie können kranke Zellen direkt zerstören. Sie informieren aber auch andere Zellen des Immunsystems über die Eindringlinge, wodurch weitere immunologische Prozesse in Gang gesetzt werden. Bei Entzündungen, wie sie für chronische Erkrankungen und das Altern typisch sind, kommt es dagegen zu einem Mangel an T-Zellen. Muskeln wirken dem entgegen, da sie den wichtigen Immunzellen eine schützende Umgebung bieten können. Menschen mit mehr Muskeln verfügen daher über einen größeren Pool an funktionsfähigen T-Zellen.

Krebs ist die zweithäufigste Todesursache in Europa, etwa 20 Prozent aller Todesfälle sind auf Krebs zurückzuführen. Ein geschwächtes Immunsystem trägt in vielen Fällen zur Entstehung von Krebs bei. Muskeln stärken die Abwehrkräfte. Krafttraining und eine eiweißreiche Ernährung sind die effektivsten Mittel, um Muskeln aufzubauen und damit das Krebsrisiko zu senken. Dies ist besonders für ältere Menschen wichtig, da die Muskelmasse im Laufe des Lebens abnimmt, wenn nicht gezielt gegengesteuert wird.

Das Altern ist vor allem durch die Zunahme chronischer Entzündungen gekennzeichnet. Seit einiger Zeit wird für das Altern der Begriff Inflammaging verwendet. »Inflame« ist das englische Wort für Entzündung, »Aging« für Altern – entzündliches Altern also. Diese Entzündungen tragen zu altersbedingten Krankheiten wie Arthritis, Herz-Kreislauf-Erkrankungen, Krebs, Alzheimer und Diabetes bei und sind ein wichtiger Faktor für den Alterungsprozess selbst. Der Erhalt von Muskelmasse hingegen reduziert Entzündungen und verlangsamt so den Alterungsprozess.

Sport für die Gesundheit zukünftiger Generationen

Sport verändert die Epigenetik. Diese Veränderungen beschränken sich nicht nur auf die Skelett- oder Herzmuskulatur, sondern wirken sich auch auf die DNA von Spermien und Eizellen aus. Die Nachkommen von körperlich gut trainierten Eltern kommen daher mit etwas anderen epigenetischen Mustern zur Welt als die Nachkommen von Bewegungsmuffeln. Dies kann sich positiv auf die Gesundheit und vor allem auf die Fitness der Kinder auswirken. Da sich sportinduzierte epigenetische Veränderungen auch positiv auf die Lern- und Gedächtnisleistung auswirken, profitieren einige Kinder von sportlich aktiven Eltern doppelt. Neben der sportlichen Aktivität beider Elternteile vor der Vereinigung von Spermium und Eizelle verändert auch die körperliche Aktivität der Mutter während der Schwangerschaft bestimmte epigenetische Muster, insbesondere im Energiestoffwechsel. Natürlich sollte das Training während der Schwangerschaft hinsichtlich Intensität, Umfang und Sturzrisiko angepasst werden.

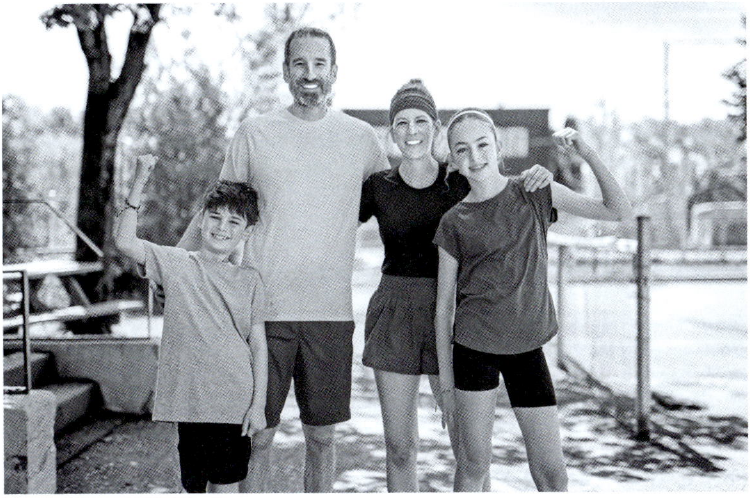

Dies zeigt, wie wichtig die Förderung eines aktiven Lebensstils ist, nicht nur wegen des individuellen gesundheitlichen Nutzens, sondern auch wegen der möglichen positiven Auswirkungen auf zukünftige Generationen.

Zusammenfassung: Turboschalter Sport

Sport verbessert nicht nur Muskelkraft und Ausdauer, sondern führt auch zu tiefgreifenden epigenetischen Veränderungen. Sport ist einer der effektivsten epigenetischen Schalter für ein langes, gesundes Leben. Bewegung beeinflusst die Aktivität von Genen, die für die Energieproduktion, die Zellreparatur und die Stoffwechselregulation von entscheidender Bedeutung sind. Insbesondere hochintensives Intervalltraining (HIIT) führt zu schnellen, messbaren epigenetischen Veränderungen, während Ausdauertraining langfristige positive Effekte auf die Genexpression hat.

Auch Krafttraining spielt eine wichtige Rolle. Muskeln setzen bei Bewegung bestimmte Signalmoleküle frei, die nicht nur die Muskelregeneration fördern, sondern auch entzündungshemmend im gesamten Körper wirken. Außerdem wird die Produktion von BDNF (Brain-Derived Neurotrophic Factor) angeregt, einem Protein, das für die Plastizität des Gehirns und die psychische Gesundheit entscheidend ist. Es kann die Gehirnleistung verbessern und neurodegenerativen Erkrankungen entgegenwirken.

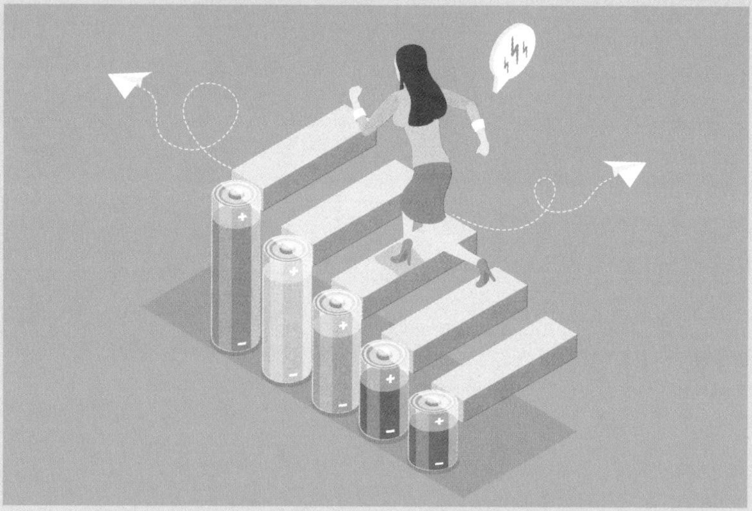

Die positiven epigenetischen Veränderungen durch Sport wirken sich nicht nur auf den eigenen Körper aus, sondern hinterlassen auch epigenetische Spuren in Spermien und Eizellen und damit in den Nachkommen. Das bedeutet, dass sportlich aktive Eltern ihren Kindern bereits eine »fitte« epigenetische Grundausstattung mitgeben können. Sie weisen eine höhere körperliche Leistungsfähigkeit, einen besseren Fettstoffwechsel und eine höhere Insulinsensitivität auf, was das Risiko für Übergewicht und einige andere chronische Erkrankungen senkt.

Bewegung ist also nicht nur für die Fitness entscheidend, sondern beeinflusst die Gene tiefgreifend – mit positiven Auswirkungen auf Körper und Geist.

Kurzfristige epigenetische Veränderungen bei körperlicher Belastung:

- Die Leistung des Energiestoffwechsels steigt.
- Mitochondrien, die Minikraftwerke, die fast jede Zelle tausendfach besitzt, werden repariert und zusätzlich gebildet.
- Die Hämoglobinsynthese (Sauerstofftransport) wird gesteigert.
- Enzyme mit antioxidativer Wirkung werden vermehrt gebildet.

Langfristige epigenetische Veränderungen durch regelmäßige sportliche Betätigung:

- Anzahl und Qualität der Mitochondrien nehmen zu.
- Chronische Entzündungen gehen zurück.
- Die Insulinsensitivität verbessert sich - Insulinresistenz oder Typ-2-Diabetes nehmen ab.
- Verbesserung des Fettstoffwechsels.
- Positive neuronale Veränderungen im Gehirn.
- Hochregulierung der Telomerase-Gene, wodurch der Alterungsprozess verlangsamt wird.

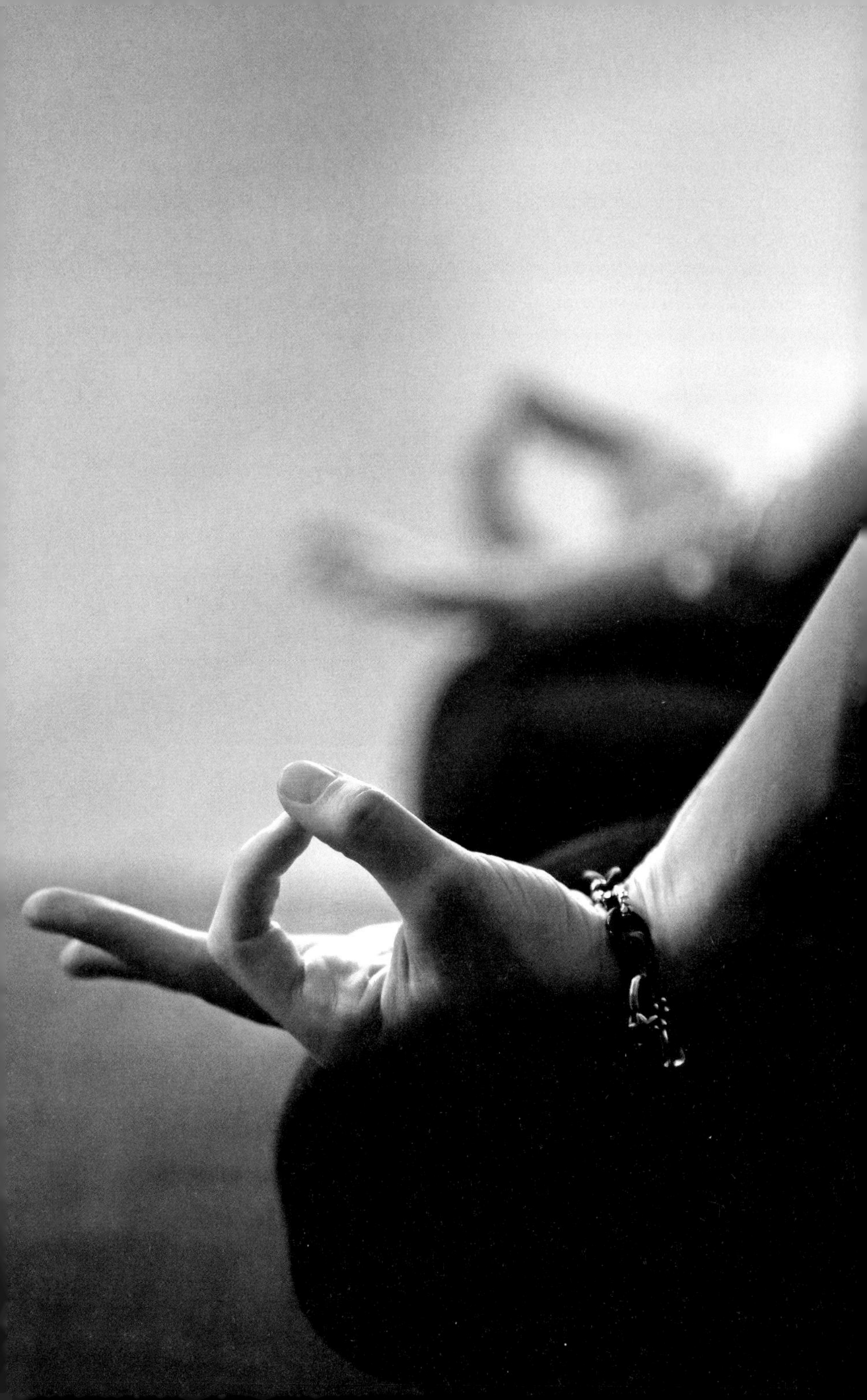

Epigenetik für gute Gefühle

Entspannen, Nachdenken (nicht Grübeln!) und Meditieren stellen klar messbar Ihre epigenetischen Schalter um – direkt in Ihren Zellen. Wenn Sie meditieren, schalten Sie Gene frei, die für Entzündungshemmung und Zellreparatur zuständig sind. Sie bauen Stresshormone ab und aktivieren die Gene, die dafür sorgen, dass Ihr Körper sich wieder erholt. Ihre Gehirnzellen wachsen. Je mehr Sie meditieren, desto besser funktioniert Ihr Gehirn – schnelleres Denken, bessere Konzentration. Meditieren heißt also nicht nur zur Ruhe kommen, es heißt: Ihre Gene auf Gesundheit und Langlebigkeit schalten. Klingt nach Wunder? Ist pure Epigenetik! Und funktioniert auch, wenn Sie mit »Ommm« nichts anfangen können.

Fliegen auf Knopfdruck

Zu schön, um wahr zu sein? Dass sich Ihre Stimmung mit winzigen Schaltern in Ihrem Körper auf »Sonnenschein« stellen lässt? Doch, doch: Epigenetik macht das möglich. Bestimmte Gene, die unser Wohlbefinden und unsere gute Laune steuern, können durch äußere Einflüsse an- und abgeschaltet werden, ein wenig so wie ein Lichtdimmer für gute Laune. Ausreichend Bewegung, guter Schlaf, hier und da eine Kuscheleinheit, ein Lächeln, ein bewusstes Entwirren schwarzer Gedanken, eine Runde Meditation sind Stimmungskatalysatoren mit Sofortwirkung. Langfristig folgen epigenetische Anpassungen, die uns stärker, ausgeglichener machen und uns sogar glücklicher fühlen lassen. Sie gucken schon wieder so skeptisch? Dann lassen Sie sich von diesem Brief überraschen, den mir eine Patientin geschrieben hat. (Es geht um einen persönlichen Trauerfall – wenn Ihnen das im Moment zu nahegeht, überspringen Sie den Abschnitt einfach.)

Am Ende des Tunnels: Licht

Einer der erstaunlichsten Briefe, die mich je erreicht haben, bei dem es um einen schlimmen Schicksalsschlag geht, der das eigene Kind betrifft. Da sind wir alle äußerst empfindlich. Die Trauer um den Verlust würde wohl jeden von uns niederdrücken, also depressiv machen. Und so formuliert es auch die Autorin dieses Briefes: »Das war das Schmerzhafteste, was ich jemals erlebt habe.« Klar, dass sie größte Angst hatte, »nach dieser traumatischen Erfahrung in ein tiefes schwarzes Loch zu fallen«. Was hat sie also getan? Sie hat sich etwas gesucht, das ihre Gedanken ablenkt. Und viel mehr noch:

> Ich gehe regelmäßig laufen, betreibe Yoga, Aerobic, Pilates, einfach alles, auf das ich Lust habe. Habe meine Ernährung auf No Carb umgestellt. Ich

> nutze freie Minuten, um mich in Achtsamkeit zu üben. Ich habe Angst, es laut auszusprechen, denn ich kann es selbst nicht glauben: **Mir geht es gut.** Ich bin glücklich und freue mich auf jeden bevorstehenden Tag. Ich habe keine Depressionen mehr. Mein Selbstbewusstsein ist stärker denn je. Körperlich geht es mit gut. Ich habe keinerlei Darmprobleme mehr, nehme nicht mehr ständig zu, fühle mich wohl in meiner Haut, habe ständig Lust auf Bewegung, liege nachts nicht mehr wach. Gesundes Essen bringt mir Freude, es macht mich sogar glücklich. Ich habe meine Lebensqualität verfünffacht. Ich bin einfach stolz auf mich.

Ich denke, dass man das nicht kommentieren muss. Besser kann man ein glückliches, erfülltes Leben gar nicht beschreiben. Was Sie alle wohl verstanden haben: Das fiel nicht vom Himmel. Da brauchte es erst einen Auslöser, nämlich ein massives Trauma. Den Leidensdruck. Es brauchte die Kraft, eben nicht dem Alkohol oder den Drogen zu verfallen, um die Trauer zu betäuben. Es brauchte den Mut, so schreibt sie, »dass ich mich nicht isoliert habe, um der Trauer aus dem Weg zu gehen«. Und dann brauchte es eben das einfachste Mittel, das für so viele Menschen zugleich das Schwerste ist (weil das Sofa, der Kühlschrank und das Smartphone dauernd im Weg sind, Sie kennen das): ein epigenetisch korrekter Lebensstil. Kurz:

Bewegung – Ernährung – Denken.

Sagt uns die Evolution. Wer mit ihr im Einklang lebt, wird auch mit schwersten Lebenskrisen fertig. Ist das ein Angebot?

Seelische Narben – epigenetisch messbar

Lebenskrisen hinterlassen Narben in der Seele und auch auf unseren Genen. Dass das schon für junge Menschen gilt, gerade einmal 16 Jahre alt, zeigt eine aktuelle Untersuchung aus den Niederlanden.[22] Ein Forscherteam der Universitäten Rotterdam und Groningen begleitete 268 junge Menschen von ihrer Kindheit bis in die Jugend. Alle hatten ein Päckchen zu tragen: Alltagssorgen, belastende Lebensereignisse und auch schwerere Traumata. Die Forscher wollten nun wissen, ob der erlebte Stress epigenetische Spuren auf dem NR3C1-Gen hinterlässt. Und wenn ja, wie stark diese Auswirkung ist.

Die Antwort: Stress schaltet das NR3C1-Gen um. Mit mehr und mehr Methylierungen. Aber: Anders als erwartet, hinterließ Stress in der frühen Kinderzeit weniger Spuren als Stress in der Jugend. Schulprobleme, soziale Spannungen oder andere Sorgen zeigten besonders starke Effekte. Was heißt das nun für den Alltag? Um das zu verstehen, müssen wir uns kurz näher anschauen, was dieses Gen NR3C1 überhaupt ist, was es kann und was passiert, wenn es nicht mehr so kann, wie es soll.

NR3C1: kleiner Genschalter – große Wirkung

Das NR3C1-Gen ist zuständig für die Produktion der sogenannten »Glukokortikoid-Rezeptoren«. Diese Rezeptoren sitzen insbesondere im Gehirn und haben die Aufgabe, Stresssignale wahrzunehmen, welche durch Cortisol vermittelt werden. Im Normalfall läuft das so: Stressmoment (Depp auf Autobahn, Chef am Telefon etc.), Cortisol flutet den Körper, die Rezeptoren nehmen den Anstieg des Cortisols wahr und melden irgendwann dem Hirn zurück: Cortisol ist hoch, es reicht. Das Gehirn meldet dann an die Nebennieren: Bitte weniger Stresshormon produzieren. So pendelt sich der Cortisolspiegel wieder auf ein normales Niveau ein, und der Körper kann sich entspannen.

Wird das NR3C1-Gen jedoch durch anhaltenden Stress »stumm geschaltet« – zum Beispiel durch eine veränderte Methylierung –, funktioniert diese Regulierung nicht mehr richtig. Der Körper produziert dann weniger Glukokortikoid-Rezeptoren und der Cortisolspiegel bleibt hoch, weil das Signal zur Drosselung fehlt. Die Betroffenen haben dann ständig ein aktiviertes sympathisches Nervensystem, fühlen sich also ständig gestresst, was auf Dauer nicht nur die Stimmung beeinträchtigt, sondern auch das Immunsystem schwächt und das Risiko für psychische Erkrankungen wie Depressionen und Angststörungen erhöht.

Dauerstress verursacht also Schäden – nicht nur in der Seele, sondern auch in den Genen. Zum Glück haben wir Werkzeuge, um diese epigenetischen Veränderungen abzumildern und das Risiko für spätere psychische Belastungen zu senken. Neben Bewegung und Ernährung ist dies das große Feld des »Denkens« – und das kann vieles sein: Meditation, Reden, manchen hilft auch Schreiben oder Malen oder Tanzen … All das kann, richtig gemacht, die Genschalter wieder auf gesund stellen. Und das ist nicht nur so dahingesagt, weil Achtsamkeit, Yoga und Co. gerade so en vogue sind. Tatsächlich ist das alles sehr gut erforscht.

Meditation schaltet Gene um auf »entspannt«

Sie setzen sich hin, schließen die Augen, atmen tief ein und aus – und plötzlich verändert sich nicht nur Ihr Geist, sondern auch Ihre Gene. Kann gar nicht sein, meinen Sie? Klingt zu unglaublich? Das dachten Wissenschaftler bis vor wenigen Jahren auch. Doch dann kam eine Forscherin namens Dr. Perla Kaliman aus Barcelona und schaute sich die Genschalter genauer an.[23]

Zusammen mit Forschern aus den USA und Frankreich wollte sie herausfinden: Kann Meditation wirklich bis auf die Ebene unserer Gene wirken? Und wenn ja, wie? Also rekrutierte sie eine Gruppe von 19 Menschen mit mindestens drei Jahren Meditationserfahrung, die bereit waren, einen Tag lang intensiv zu meditieren – und zwar nach der MBSR-Methode (Mindfulness Based Stress Reduction intervention program). Acht Stunden lang kein Lesen, keine Computerspiele, kein Fernsehen, keine Spaziergänge – währenddessen die 21 Personen in der Kontrollgruppe sich genau mit diesen Dingen beschäftigten.

Was Dr. Kaliman und ihr Team dann herausfanden, überraschte sie wahrscheinlich selbst: Bei den 19 Menschen, die acht Stunden lang meditiert hatten, waren die Entzündungen weg. Zumindest reduziert: Zwei bekannte Schmerz- und Entzündungs-Gene namens **COX-2** und **RIPK2** waren messbar abgeschaltet oder heruntergefahren. Diese Gene sind normalerweise fleißig dabei, Entzündungsprozesse anzukurbeln – eine gute Idee, wenn es darum geht, Verletzungen zu heilen, aber eine

Belastung, wenn sie dauerhaft aktiv bleiben und chronische Entzündungen verursachen.

Meditation bringt Entzündungs-Gene zum Schweigen. Meditation als epigenetisches Werkzeug? Diese Idee wurde durch Kalimans Studie zur Tatsache. Und das ist von immenser Bedeutung: Chronische Entzündungen spielen bei vielen heutigen Gesundheitsproblemen eine Rolle – von Herz- und Stoffwechselerkrankungen über Krebs bis hin zu Depressionen. Und Kaliman sagt nun: Wir brauchen hier nicht unbedingt pharmazeutische Produkte – sondern Meditation. Eine ungeheuerliche Erkenntnis. Nur: Was machen diejenigen, die mit »Om« nichts anfangen können? Auch hier gibt es Möglichkeiten mit messbaren epigenetischen Effekten. Zum Beispiel: Reden …

Es geht auch ohne »Om«

Schnitt: Uganda. Ein Forscherteam aus Deutschland und der Schweiz spricht mit 153 Überlebenden der Bürgerkriegsgewalt, die unter posttraumatischen Belastungsstörungen leiden. Extreme Gewalterfahrungen, ich erspare Ihnen die Details. Sie arbeiten mit der »Narrative Exposure Therapy (NET)«: Menschen erzählen ihre Lebensgeschichte und belastende Ereignisse detailliert und immer wieder. Dadurch wird das Trauma in die Lebensgeschichte integriert und die emotionale Belastung reduziert, sodass die Betroffenen im Alltag weniger beeinträchtigt sind.[24]

Die Forscher nahmen Speichelproben, um die epigenetische Aktivität des Gens für den Cortsiol-Rezeptor, also Gen NR3C1, zu analysieren. Die Methylierung, also chemische Markierungen auf der DNA, wurde vor der Therapie sowie vier und zehn Monate danach gemessen. Ergebnis: Bei den Teilnehmenden, die gut auf die Therapie ansprachen, veränderte sich die Methylierung des NR3C1-Gens. Was bedeutet das? Es bedeutet, dass auch Psychotherapie, also »nur reden«, tatsächlich auf genetischer Ebene Spuren hinterlässt.

Und das gilt nicht nur für Menschen, die unter schwerstem Trauma leiden. Dieser Effekt zeigt sich auch bei kognitiver Verhaltenstherapie, bewiesen an 57 Menschen mit Panikstörung.[25] Ein Forscherteam der

Universität Würzburg untersuchte über mehrere Wochen, ob sich die Verhaltenstherapie auf die Methylierung bestimmter Gene auswirkt. Das Ergebnis: Bei einigen Patienten, die gut auf die Therapie ansprachen, fanden sich nach der Therapie Veränderungen im Gen IL1R1, das unter anderem auch für die Stressverarbeitung zuständig ist.

Warum das wichtig ist? Es eröffnet die Möglichkeit, Panikstörungen nicht nur durch die Therapie selbst, sondern auch durch ihre nachhaltigen biologischen Effekte besser zu verstehen – und zu behandeln. Auch hier: eine wertvolle Alternative zu pharmazeutischen Erzeugnissen. Und es zeigt noch etwas: **In der epigenetischen Trias Essen – Bewegen – Denken wirken alle drei Interventionen auf den Körper zurück. Auch das Denken.** Ist das nicht wunderbar?

Und noch etwas Wunderbares: Gegen Stress kann man sich auch selbst impfen. Und zwar mit … Stress. Tatsächlich kann so ein Schutzmechanismus einsetzen, der dafür sorgt, dass sich Stressgene eben nicht übermäßig aktivieren. Manche Studien sprechen sogar von »Stress-Impfung« – sie ist dann effektiv, wenn frühe und moderate Stressbelastungen den Körper auf spätere Herausforderungen vorbereiten und Resilienz fördern. Ein bisschen Stress muss sein![26]

Epigenetische Schalter der Stressregulation normalisieren

Termine, Streit, und alle zehn Minuten klingelt ein anderer Paketbote: Manchmal gerät unser Stresssystem aus dem Gleichgewicht – und das passiert nicht nur kurzfristig, sondern kann auch langfristig passieren. Doch selbst nach langen Stressphasen lassen sich die Schalter wieder in Richtung »Normalmodus« bewegen. Also: Wie reagieren unsere Genschalter auf Stress und mit welchen Methoden bringen wir unser Stresssystem zurück in die Balance?

Meditation, Schlaf, tiefe Atmung und Low Carb gegen schädliche Stresshormone

Stress erhöht bei vielen Menschen dauerhaft den Cortisolspiegel. Cortisol ist ein Stresshormon und führt zu weitreichenden Veränderungen im Körper: Blutdruck und Blutzucker steigen, das Herz schlägt schneller, die Atemfrequenz erhöht sich und Verdauungsprozesse werden verlangsamt. Für ein gesundes und entspanntes Leben ist ein niedriger Cortisolspiegel daher sehr wichtig. Es gibt verschiedene Möglichkeiten, den Cortisolspiegel zu senken. Sie sollten nicht als Alternativen, sondern als Ergänzungen betrachtet werden, da jeder Aspekt zur Senkung beiträgt. Je mehr und je häufiger sie angewendet werden, desto effektiver sind sie.

Cortisolspiegel durch Meditation senken: Meditation führt zu wichtigen epigenetischen Veränderungen, die die DNA-Methylierung und Histonmodifikationen betreffen. Insbesondere nimmt die Methylierung eines ganz bestimmten Gens ab. Es kodiert ein Protein, das eine hemmende Wirkung auf den Cortisol-Rezeptor ausübt. Nimmt die Anzahl dieser Proteine zu, bleibt man auch in Stresssituationen ruhiger. Die Pharmaindustrie arbeitet daran, dieses Protein als neuartiges Antidepressivum zu entwickeln. Wer sich in Meditation übt, kann dieses wertvolle Protein aber auch selbst herstellen. Neben dieser Veränderung führt Meditation zu vielen anderen positiven epigenetischen Mustern, die die Stressreaktion verbessern. Auch chronische Entzündungsreaktionen, die häufig bei Stress, Depressionen und Angststörungen beobachtet werden, gehen zurück.

Cortisolspiegel im Schlaf senken: Dauerstress führt zu einem ständig erhöhten Cortisolspiegel, was dazu führt, dass die Bildung von Cortisol-Rezeptoren abnimmt. Man spricht auch von einer Cortisol-Resistenz, sie zeichnet sich durch gefährliche Rückkopplungen und erhöhtes Stressempfinden aus. Schlaf wirkt dem entgegen, da während des Schlafens die Methylierung des Cortisol-Rezeptor-Gens abnimmt. Es werden vermehrt Cortisol-Rezeptoren gebildet. Steigt die Zahl der Cortisol-Rezeptoren, nehmen die gefährlichen Rückkopplungen ab, der Cortisolspiegel kann sich schließlich normalisieren.

Guter Schlaf führt aber nicht nur zu einer vermehrten Bildung von Cortisol-Rezeptoren und damit zu einer Normalisierung des Stresshormonspiegels, guter Schlaf verändert die Epigenetik auch an vielen anderen Stellen, die eine gesunde Cortisol-Regulation unterstützen.

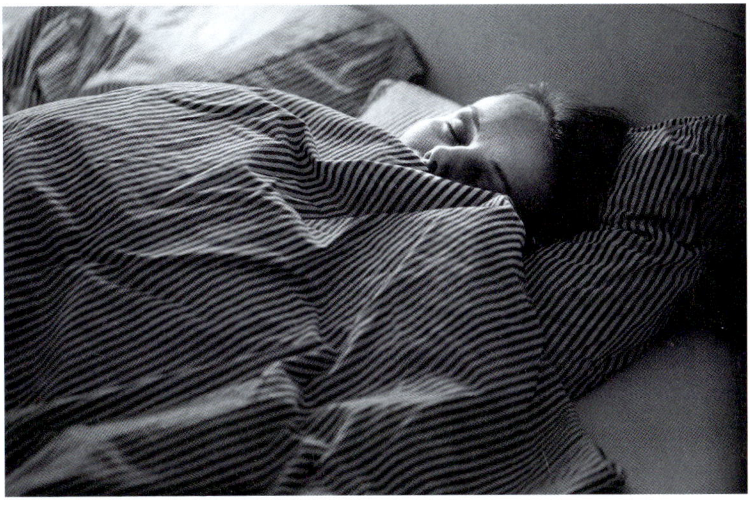

Mit tiefen Atemzügen die Bildung von Cortisol-Rezeptoren anregen: Tiefe, lange Atemzüge führen wie guter Schlaf zu positiven Veränderungen am Cortisol-Rezeptor-Gen, die Rezeptoren werden vermehrt gebildet, wodurch problematische Rückkopplungen abnehmen und sich der Cortisolspiegel normalisiert. Darüber hinaus führen tiefe, lange Atemzüge zu weiteren epigenetischen Veränderungen, die sich positiv auf den Stressabbau und die allgemeine psychische Gesundheit auswirken.

Stress reduzieren mit Low-Carb- oder ketogener Ernährung: Bei einer ketogenen oder Low-Carb-Ernährung produziert die Leber Ketonkörper, vor allem Beta-Hydroxybutyrat. Dieser Ketonkörper wirkt als starker epigenetischer Schalter. Beta-Hydroxybutyrat bringt viele Gene, die bei erhöhter Stressbelastung zu häufig oder zu selten abgelesen werden, wieder in ein gesundes Gleichgewicht. Der Stress sinkt, das Wohlbefinden steigt.

Bildung von Wachstumsfaktoren im Gehirn anregen

Typisch für Dauerstress, Depression und Burn-out ist ein niedriger Spiegel des wichtigen Wachstumshormons BDNF im Gehirn. BDNF (Brain-Derived Neurotrophic Factor) fördert die Bildung neuer Ner-

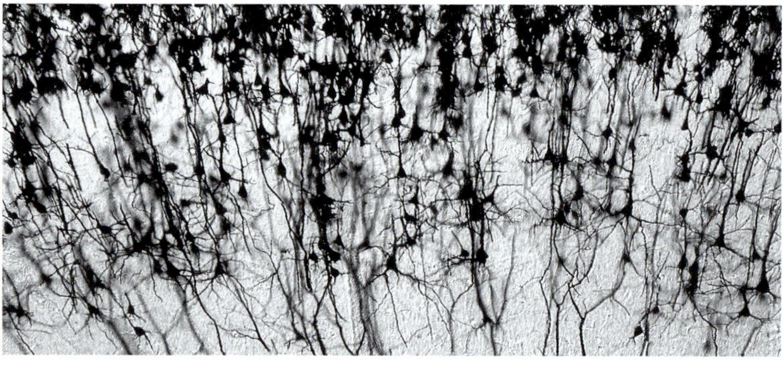

venzellen und Verbindungen zwischen Nervenzellen (Synapsen). Außerdem schützt BDNF bestehende Nervenzellen. Der Wachstumsfaktor spielt eine entscheidende Rolle bei der Regulation von Stressreaktionen, aber auch beim Lernen und Behalten. Um Stress, Depressionen und Burn-out abzubauen, ist es ratsam, den BDNF-Spiegel zu erhöhen. Sport und eine Low-Carb- oder ketogene Ernährung mit viel frischem Gemüse und einer guten Versorgung mit Omega-3-Fettsäuren, Vitamin D und E sowie Zink haben sich dabei als besonders effektiv erwiesen.

Beim Sport oder anderen Formen körperlicher Anstrengung werden in der Leber Ketonkörper gebildet, ebenso bei einer Low-Carb- oder ketogenen Ernährung. Die Ketonkörper werden als alternative Energiequelle benötigt, um die Energieversorgung während des Sports zu gewährleisten. Über den Blutkreislauf gelangen sie ins Gehirn und beeinflussen dort epigenetische Schalter. Unter anderem reduzieren sie die Methylierung und lockern die Wicklung um die Histonkomplexe am BDNF-Gen. Es wird vermehrt exprimiert, der BDNF-Spiegel steigt. Das wirkt sich positiv auf die Stimmung aus und reduziert das Stressempfinden.

Mehr Transporterproteine für das Glückshormon

Die Nervenzellen von Menschen, die unter Dauerstress, Depressionen oder Burn-out leiden, weisen häufig eine verminderte Anzahl von Serotonin-Transportern auf. Durch den Mangel an Transportern sammelt sich das Glückshormon im synaptischen Spalt an, kann aber nicht mehr in die Nervenzellen zurücktransportiert werden, wo es für die nächste Glücksübertragung von Zelle zu Zelle recycelt werden müsste. Die Folge ist ein Mangel an Serotonin in den Nervenzellen und ein Überschuss an unbrauchbarem Serotonin zwischen den Nervenzellen. Wenn Serotonin fehlt, sinkt die Stimmung und negative Stressreaktionen nehmen zu. Es gibt jedoch einige Substanzen, mit denen man auf natürlichem Wege den epigenetischen Schalter am Serotonin-Transporter-Gen positiv verändern kann.

Vitamine, Fettsäuren und Ketone für mehr Serotonin-Transporter

Meditation, Sport, eine kohlenhydratarme oder ketogene Ernährung, Schlaf und Sonnenlicht können über verschiedene epigenetische Mechanismen die Expression des Serotonin-Transporter-Gens erhöhen. Diese Lebensstilfaktoren können die DNA-Demethylierung, die Histonacetylierung und das Ablesen der Gene durch spezielle nicht-kodierende RNA verändern, was insgesamt zu einer Erhöhung der Serotonin-Transporter führt.

Neben diesen Lebensstilfaktoren spielen Vitamin D, Omega-3-Fettsäuren und Ketonkörper eine wichtige Rolle bei der epigenetischen Modifikation des Serotonin-Transporter-Gens. Vitamin D, die Fettsäuren und die Ketonkörper verändern die Methylierung, die Histonkomplexe und nicht-kodierende RNA positiv, das Gen wird häufiger exprimiert, die Menge an Serotonin-Transportern nimmt zu. Das macht sich bemerkbar. Stress nimmt ab, man bleibt in herausfordernden Situationen gelassener und die Zufriedenheit nimmt insgesamt zu.

Kuschelhormon-Rezeptoren durch wohltuende soziale Kontakte

Oxytocin ist ein Hormon und Botenstoff, der eine wichtige Rolle bei sozialen Bindungen, Vertrauen und emotionaler Nähe spielt. Deshalb wird es oft auch als »Kuschelhormon« bezeichnet. Oxytocin wirkt über spezielle Rezeptoren im Körper und im Gehirn. Rezeptoren sind Andockstellen, die das Hormon erkennen und daraufhin bestimmte Veränderungen in den Zellen auslösen. Registrieren Nervenzellen die Anwesenheit von Oxytocin, senden sie Signale aus, die das Wohlbefinden steigern, Stress abbauen, Schmerzen lindern und das Sozialverhalten positiv beeinflussen. Voraussetzung dafür ist eine gesunde Anzahl von Oxytocin-Rezeptoren. Bei Traumata, Depressionen und Dauerstress sind sie jedoch häufig vermindert. Ihre Zahl lässt sich aber erhöhen, indem epigenetische Schalter am Oxytocin-Gen verändert werden. Interessanterweise verändert vor allem Oxytocin selbst die Epigenetik am entscheidenden Gen für die Herstellung des Rezeptors.

Körperkontakt, insbesondere sanfte Stimulationen wie Massagen oder Haut-zu-Haut-Kontakt, erhöhen den Oxytocinspiegel. Einen ähnlichen Effekt haben das Streicheln von Tieren, sinnstiftende Tätigkeiten und positive soziale Kontakte. Das dann vermehrt freigesetzte Oxytocin verändert die Epigenetik des Gens, das die Information für die Herstellung des Rezeptors trägt. Die DNA-Methylierung nimmt ab und die Histonacetylierung zu, sodass das Gen häufiger exprimiert wird. Diese epigenetischen Veränderungen führen zu einer vermehrten Bildung von Oxytocin-Rezeptoren. Dadurch erhöht sich die Wirkung des vorhandenen Oxytocins – eine Aufwärtsspirale. Dies wirkt sich positiv auf Stressbewältigung und soziale Beziehungen aus.

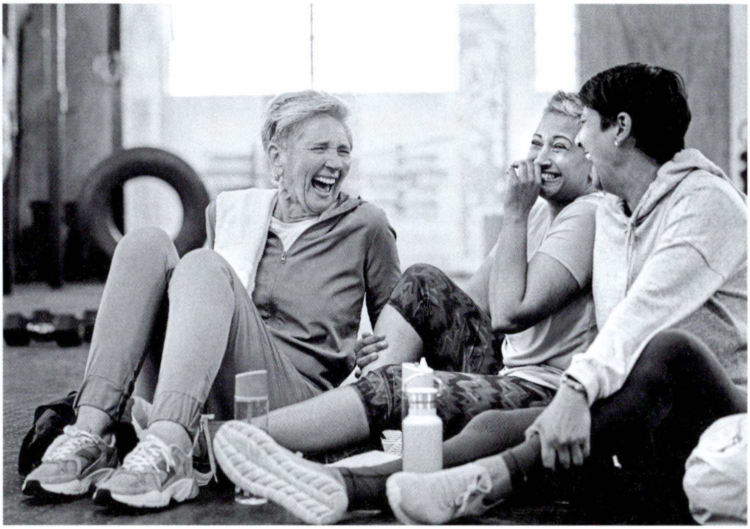

Meditation und Achtsamkeit zur Erneuerung des Gehirns

Achtsamkeitspraxis und Meditation lösen einige bemerkenswerte Veränderungen im Gehirn aus, die auf epigenetische Veränderungen zurückzuführen sind. Meditation und Achtsamkeitspraxis können bei manchen Menschen zunächst zu einer Zunahme des Grübelns und der Wiederholung negativer Gedanken führen. Dieser Eindruck ist jedoch nicht ganz richtig, denn nicht das Grübeln und die negativen Gedanken nehmen zu, sondern sie werden bewusster. Durch Meditation und Achtsamkeitspraxis werden Gedanken und Gefühle, die sich im Unbewussten befinden, ins Bewusstsein gehoben. Das kann anfangs unangenehm sein. Nach einiger Zeit der Übung werden die Gedanken jedoch ruhiger und lassen sich leichter in eine positive Richtung lenken. Dann entfalten die Übungen ihre volle wohltuende Wirkung.

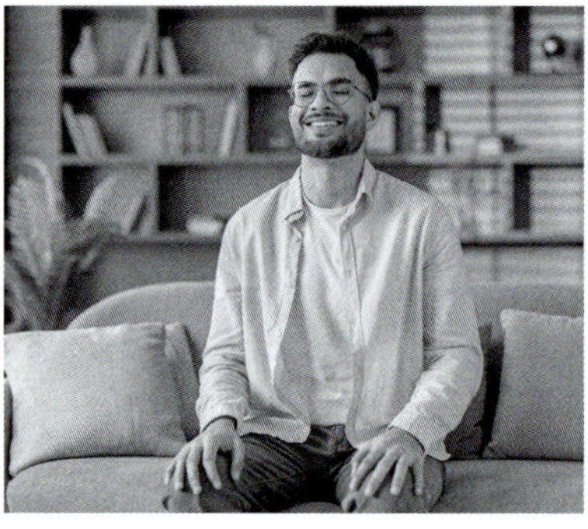

Nicht jeder hält minutenlange Meditationen und Achtsamkeitsübungen sofort aus. Zu viele negative Gefühle, die vorher nicht wahrgenommen wurden, können auf einmal hochkommen. In diesen Fällen lohnt es sich, sich langsam an Meditations- und Achtsamkeitspraktiken heranzutasten. Bei den meisten Menschen stellen sich jedoch nach einiger Zeit positive Effekte ein. Sie beruhen auf verschiedenen epigenetischen Veränderungen. Einige der am besten dokumentierten Effekte sind:

- **Veränderungen der grauen Substanz:** Achtsamkeitsmeditation wird mit einer Zunahme der Verbindungen zwischen den Nervenzellen im

Gehirn, einer stärkeren Verzweigung der Nervenzellen und einer Vergrößerung der Nervenzellen in Verbindung gebracht. Besonders ausgeprägt sind diese Veränderungen im Hippocampus, einer Hirnregion, die für Lernen und Gedächtnis eine entscheidende Rolle spielt.

- **Veränderungen in der Hirnstruktur:** Die Amygdala, eine Region, die für die Verarbeitung von Stress und Emotionen besonders wichtig ist, weist nach Achtsamkeitsübungen tendenziell eine geringere Dichte der grauen Substanz auf. Diese Veränderung trägt dazu bei, dass Emotionen besser verarbeitet werden und Stress abgebaut wird.
- **Bessere Verbindungen:** Achtsamkeitspraktiken und Meditation verbessern die Verbindungen zwischen verschiedenen Hirnregionen. Dadurch verbessern sich die Verarbeitung von Sinneswahrnehmungen, die Aufmerksamkeit und die Selbstwahrnehmung.
- **Zunahme des präfrontalen Kortex:** Die Dicke einer bestimmten Hirnregion, des präfrontalen Kortex, die für die Planung von Aktivitäten und das Treffen von Entscheidungen zuständig ist, nimmt durch Meditation und Achtsamkeitsübungen zu.
- **Erhöhung des Serotonin- und Dopaminspiegels:** Meditation und Achtsamkeitspraktiken erhöhen die Produktion des Glückshormons Serotonin und von Dopamin. Dopamin ist an Belohnung, Motivation, Denken und Behalten beteiligt.
- **Cortisol:** Die Menge an Cortisol im Blut – Cortisol, ein »Stresshormon« – verringert sich durch regelmäßige Meditationspraxis. Ein niedrigerer Cortisolspiegel wird mit weniger Stress und Angst in Verbindung gebracht.
- **Aktivität des Default Mode Network (DMN):** Meditation kann die Aktivität des DMN reduzieren, einem Netzwerk von Hirnregionen, die aktiv sind, wenn die Gedanken abschweifen. Diese Verringerung geht mit einer Verbesserung der Konzentration und einer Verringerung des Grübelns einher.

Die Auswirkungen von Meditation und Achtsamkeitspraxis können von Person zu Person unterschiedlich sein und hängen von Faktoren wie der psychischen Verfassung sowie der Art und Dauer der Praxis ab.

Zusammenfassung: Epigenetik für gute Gefühle

Positive oder negative Stimmungen hängen nicht nur von äußeren Faktoren ab, sondern werden auch durch epigenetische Mechanismen gesteuert. Meditation, Bewegung und soziale Interaktion haben nachweislich positive epigenetische Effekte auf die Stressregulation und damit auch auf die Stimmung. Ein zentrales Beispiel ist das BDNF-Gen, das die Bildung neuer Nervenzellen fördert und sowohl durch Sport als auch durch Achtsamkeitstraining aktiviert wird. Dies wiederum steigert die kognitive Leistungsfähigkeit und die emotionale Belastbarkeit.

Chronischer Stress oder Schlafmangel hingegen können epigenetische Schalter so umlegen, dass vermehrt Stresshormone ausgeschüttet werden, was langfristig zu Angststörungen und Depressionen führen kann. Umgekehrt kann gezielte Entspannung – durch Meditation, Yoga oder Atemübungen – diese negativen Effekte abschwächen.

Auch soziale Nähe und Berührungen haben eine wichtige Wirkung, da sie epigenetische Mechanismen aktivieren, die Stresshormone abbauen und Bin-

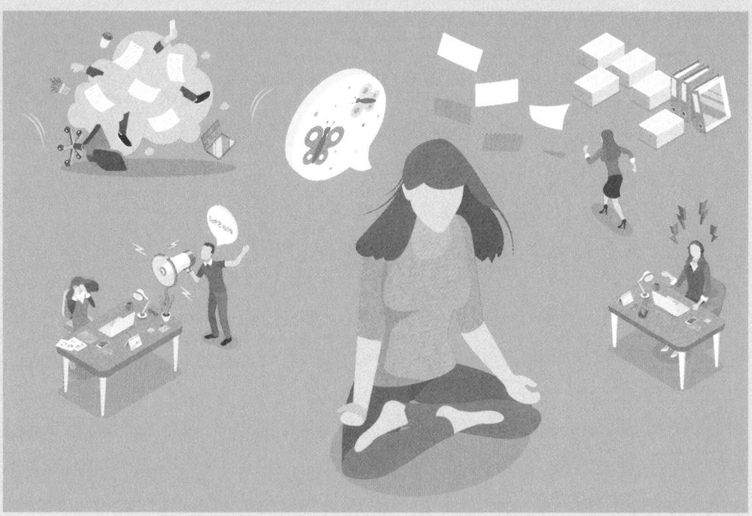

dungshormone wie Serotonin und Oxytocin freisetzen. Bewusste Handlungen wie soziale Interaktion, Lachen und Berührungen können daher das psychische Wohlbefinden langfristig steigern.

> **Glück ist kein Zufallsprodukt, sondern kann durch bewusste epigenetische Steuerung positiv beeinflusst werden. Wer seinen Lebensstil aktiv gestaltet, kann über epigenetische Mechanismen sein emotionales Gleichgewicht und seine psychische Gesundheit nachhaltig verbessern.**

Epigenetische Veränderungen durch Meditation und Achtsamkeit:

- Die Synthese von Stresshormonen geht zurück.
- Chronische Entzündungen, auch im Gehirn, verringern sich.
- Es wird mehr BDNF (Brain-Derived Neurotrophic Factor) gebildet, was zu einer besseren Vernetzung der Gehirnzellen führt und negativen Emotionen entgegenwirkt.

Epigenetische Veränderungen durch Sport:

- Das Stressempfinden nimmt ab.
- Die Stimmung verbessert sich.
- Erhöhte Produktion von BDNF.

Epigenetische Veränderungen durch soziale Nähe

- Erhöhte Bildung des Bindungshormons Oxytocin.
- Abnahme der Konzentration von Stresshormonen.

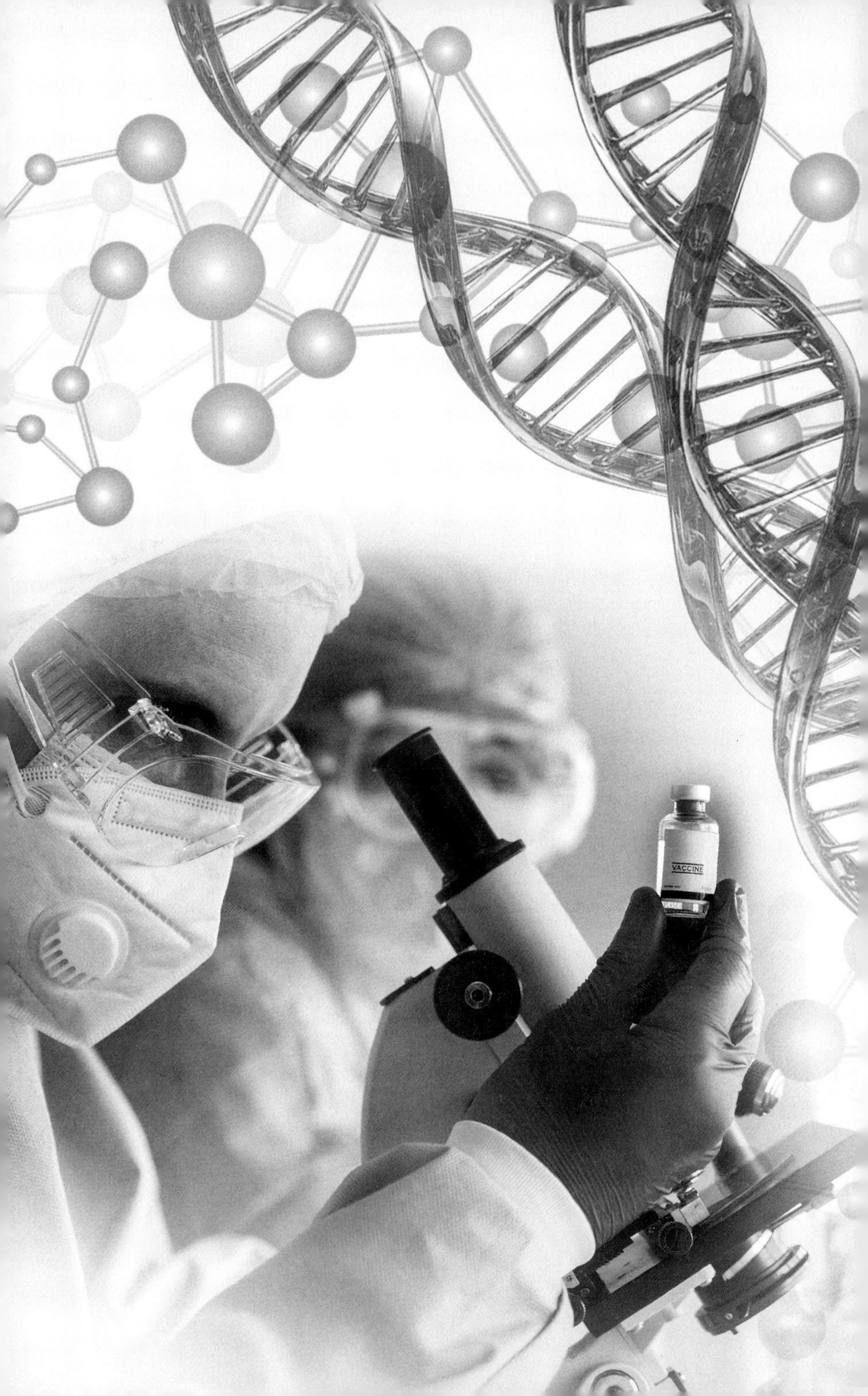
VACCINE

Blick in die Zukunft der Epigenetik

Die Zukunft der Medizin? Epigenetik. Ob Krebs, Alzheimer oder Autoimmunerkrankungen – viele chronische Krankheiten haben ihre Wurzeln in einer fehlgesteuerten Genregulation. Das öffnet völlig neue Perspektiven für die Diagnose: Genschalter lassen sich sichtbar machen, und zwar lange bevor Krankheiten ausbrechen. Es öffnen sich auch neue Therapiemöglichkeiten: Ernährung, Bewegung, Denken, aber auch neue »Epidrugs« können Fehlprogrammierungen umkehren, können Gene wieder an- oder ausschalten und den Körper zurück auf den richtigen Kurs bringen. Sie reparieren das epigenetische Chaos, das durch schlechte Ernährung, Stress oder Umweltgifte entstanden ist. Die ersten Erfolge? Sind längst da.

Heilung wird möglich

Als die Nobelpreisträgerin für Chemie aus dem Jahr 2020 – Jennifer Doudna – ihre revolutionäre »Genschere« auspackte, war ich fasziniert. Aber auch amüsiert. Denn: Plötzlich war die Rede von einer potenziellen *Heilung* schwerer Krankheiten. Ja, Sie haben richtig gehört: *Heilung*. Als wäre dieser glückliche Ausgang einer Krankheit in unserer bisherigen, jahrhundertealten Medizin nie richtig vorgekommen. Doudna jedenfalls beschrieb ihre neue Technik als Beginn einer neuen Ära: Eine Zeit, in der wir Krankheiten nicht mehr ständig mit Medikamenten bekämpfen, sondern durch gezielte Einzeltherapien möglicherweise heilen können. Na gut. Was hatte sie vor?

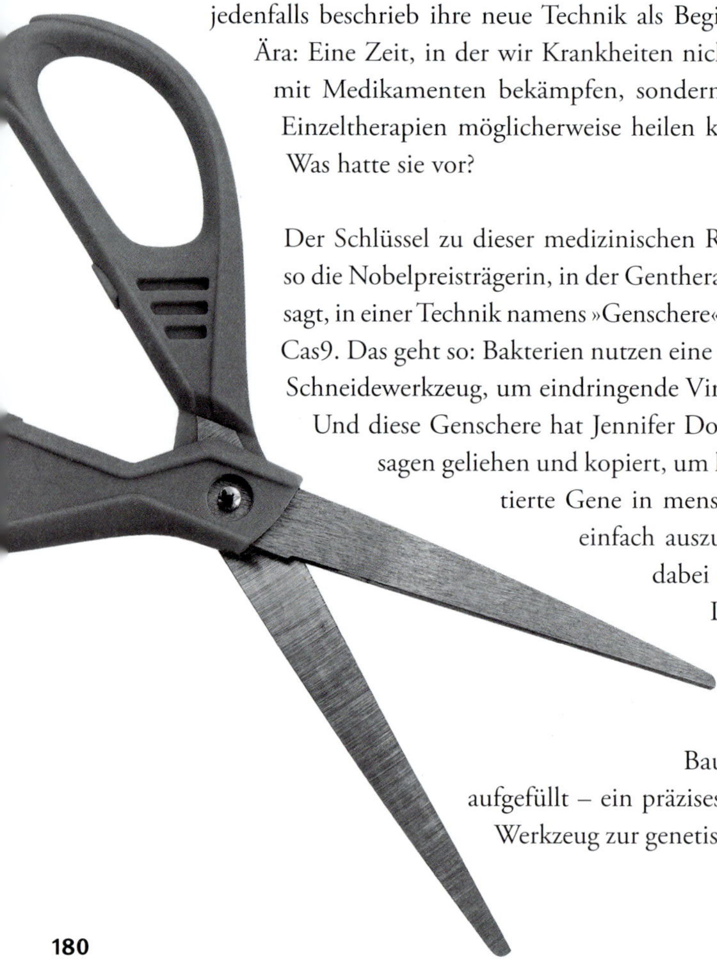

Der Schlüssel zu dieser medizinischen Revolution liege, so die Nobelpreisträgerin, in der Gentherapie, genauer gesagt, in einer Technik namens »Genschere«, oder CRISPR-Cas9. Das geht so: Bakterien nutzen eine Art molekulares Schneidewerkzeug, um eindringende Viren zu zerstören. Und diese Genschere hat Jennifer Doudna sich sozusagen geliehen und kopiert, um krankhafte, mutierte Gene in menschlichen Zellen einfach auszuschneiden. Die dabei entstehenden Lücken werden vom Körper mit gesunden DNA-Bausteinen wieder aufgefüllt – ein präzises, zielgerichtetes Werkzeug zur genetischen Reparatur.

Das Ziel? Heilung – etwas, das mir, seit meinem Medizinstudium und meiner Zulassung als Arzt, tatsächlich nie offiziell als realistische Option vermittelt wurde. Dabei schwören wir Ärzte doch in unserer Berufsordnung, »die Gesundheit wiederherzustellen und zu erhalten«. Und nun hören wir, dass diese Methode, zumindest in wenigen Fällen, bereits Realität ist, nämlich bei zwei spezifischen Blutkrankheiten, die durch ein einziges krankhaftes Gen verursacht werden.

Doch wie bei jedem Wunder gibt es auch hier einen Haken: Der Preis für eine solche Gentherapie liegt bei rund einer Million Dollar pro Patient. Damit bleibt diese Form der Heilung für die meisten Menschen unerreichbar.

Dabei braucht es diese komplizierten Scheren in den meisten Fällen doch gar nicht. Denn es gibt da diesen weiterer Aspekt, der oft übersehen wird: Epigenetik. Auch durch Lebensstiländerungen – also Bewegung, Ernährung und auch das Denken – können wir Gene an- und ausschalten. Da geht es nicht nur um ein einziges Gen, sondern um eine Vielzahl von Genen, die wir durch natürliche Einflüsse positiv beeinflussen können, wie in zahllosen Studien bewiesen wurde.

Epigenetik ist unsere »Natur-Gentherapie«, eine Gen-Optimierung durch gesunden Lebensstil. Das zeigt uns, wie oft die Natur uns weit voraus ist – wir Menschen laufen ihr keuchend hinterher und versuchen, mit technischen Errungenschaften wie der Genschere aufzuholen. Was für ein Aufwand. Heilung ist für viele, viele Krankheiten längst möglich: mit viel mehr Turnschuh, mit viel mehr Gemüseauflauf, mit viel mehr Proteinen, mit viel mehr mentalem »Runterkommen«, ganz ohne Genschere.

Krankheiten auf der Spur: Früherkennung von Krebs und Co. im epigenetischen Code

Schon geht es wieder los mit den Zwillingsstudien. Das erinnert an die 1990er-Jahre, als man ernsthaft glaubte, alles – wirklich alles! – ließe sich auf ein einzelnes Gen zurückführen. Egal ob Krankheit, Begabung oder gar die Fähigkeit zum Glücklichsein[27] – man dachte, irgendwo im Genom sitzt das eine Gen dafür. Heute wissen wir: Das war eine falsche Fährte. Jetzt geht es weiter mit der Suche nach dem einen Genschalter (oder einem Set von Schaltern), der (oder das) Auskunft gibt über die eine Krankheit. Schon meldet eine Zwillingsstudie aus Korea spezielle epigenetische Muster bei Menschen mit Autismus.[28]

Ist das nun die Zukunft? Werden wir in ein paar Jahren alle Malaisen an epigenetischen Mustern ablesen können? Vieles spricht dafür! Denn erste Hinweise zeigen: Manche Krankheiten lassen sich schon jetzt an bestimmten Genschaltern erkennen – und zwar schon lange vor ihrem Ausbruch. Das gilt insbesondere für:

- **Alzheimer**
- **Diabetes**
- **Herz-Kreislauf-Erkrankungen**
- **Krebs**[29]

Wenn mit dem **Herz-Kreislauf-System** etwas nicht stimmt, verrät sich das zum Beispiel über MicroRNAs (miRNAs). Die sind zwar sehr klein, aber auch sehr stabil und leicht im Blut, Speichel oder Urin nachweisbar. Das macht sie als biomolekulare »Spuren« für Krankheiten interessant. Ein epigenetisches Diagnosetool könnte also beispielsweise eine einfache Blutprobe verwenden, in der spezifische miRNAs gemessen werden – und schon hätte man einen frühzeitigen Hinweis, ob ein Mensch auf Bluthochdruck oder einen Herzinfarkt zusteuert.[30]

Das funktioniert auch bei **Diabetes**. Auch hier sind epigenetische Marker wie DNA-Methylierung vielversprechend, da sie in Geweben wie Fett, Leber und Blut von Patienten mit Typ-2-Diabetes schon nachweisbar sind, bevor klinische Symptome auftreten. Schon heute hat man Veränderungen in Genen gefunden, die mit Insulin und Zuckerregulierung zu tun haben. Diese können ein Zeichen für ein höheres Diabetesrisiko sein. Und diese epigenetischen Marker lassen sich in weißen Blutzellen nachweisen – eine einfache Blutprobe kann also zukünftig Klarheit bringen, ob Diabetes droht oder nicht.[31]

Wie sich Krebs verrät

Gewebebiopsien sind der Goldstandard in der Krebsdiagnostik. Allerdings ist jeder Eingriff in einen Krebsherd mit Risiken verbunden. Zwar gelten die meisten Krebsbiopsien wie die Feinnadelaspiration und die Stanzbiopsie als sicher und führen in der Regel nicht zur Streuung von Tumorzellen, aber es kann trotzdem passieren. Außerdem befinden sich in einem Tumor viele verschiedene Krebszellen, von denen man bei der Biopsie immer nur einige wenige mitnimmt – und vielleicht nicht die, auf die es ankommt. Die Flüssigbiopsie-Analyse geht anders vor: Sie schaut ins Blut und sucht dort nach zirkulierender zellfreier DNA (cfDNA). Ein spannender Ansatz, denn die Probenentnahme ist einfach und die Untersuchung minimalinvasiv. Vor allem bei schwer zugänglichen Organen wie der Leber.[32]

Und es schwimmt noch mehr im Blut, das Krebs verrät: In einer Studie fanden Forscher bestimmte kleine Moleküle im Blut, sogenannte miRNAs, die anzeigen können, ob jemand ein Risiko für eine Lungenerkrankung wie Lungenkrebs hat. Einige miRNAs zeigen sogar, ob ein Knoten in der Lunge Krebs oder etwas Harmloses ist. Es lohnt sich aber immer noch, direkt in den Krebsherd zu schauen: Dort gibt es Gene wie SOX17 oder TAC1, die je nach Erkrankung unterschiedliche Methylierungsmuster aufweisen und so zur Früherkennung beitragen können.

All diese verschiedenen Marker im Blut – miRNAs, lncRNAs und methylierte Gene – liefern wertvolle Hinweise. Die Herausforderung besteht jedoch darin, aus der Vielzahl dieser Marker ein zuverlässiges, handliches und klinisch anwendbares Set zu entwickeln. Ein zuverlässiger »Werkzeugkasten« im Blut, der Krankheiten wie Lungenkrebs frühzeitig anzeigt – daran wird intensiv geforscht.[33] Und noch mehr wird möglich: Werden DNA- und Histonveränderungen gezielt beeinflusst, lässt sich möglicherweise die Strahlenempfindlichkeit von Tumoren verbessern.

Auf der Suche nach »Epidrugs«

Ein bisschen Zukunftsmusik: Epidrugs. Das sind Medikamente, die auf die Epigenetik zielen – also eines Tages Genschalter einfach umlegen können. Eine vielversprechende Idee, denn viele Krankheiten, vor allem Krebs, entstehen durch epigenetische Fehlsteuerungen. Tumore entstehen zum Beispiel, weil wichtige Tumorsuppressor-Gene – das sind Gene, die die Zellteilung kontrollieren – auf »stumm« geschaltet sind. Hier kommen Epidrugs ins Spiel:

DNMT-Inhibitoren: Diese Medikamente blockieren DNA-Methyltransferasen – das sind die Enzyme, die Methylgruppen an die DNA hängen und damit Gene stumm schalten. Indem sie diese Enzyme blockieren, können DNMT-Inhibitoren die Methylierung rückgängig machen und so »stille« Tumorsuppressor-Gene wieder aktivieren.

HDAC-Inhibitoren: Diese blockieren Histon-Deacetylasen, die dafür sorgen, dass das Chromatin eng gepackt wird und Gene »ausgeschaltet« werden. Wenn diese Inhibitoren die Histon-Deacetylasen blockieren, lockert sich das Chromatin wieder und Gene können aktiviert werden, was besonders bei der Bekämpfung von Krebszellen hilfreich ist.

Kurz gesagt: Epidrugs wirken, indem sie die epigenetischen Schalter wieder richtig einstellen, sodass die Zellmaschinerie reibungslos arbeiten kann. Sie reparieren quasi das epigenetische »Durcheinander« und können damit potenziell Krankheiten wie Krebs bekämpfen.

Und die Forschung geht noch weiter: Stellen Sie sich vor, Sie könnten herausfinden, dass ein Patient nur auf eine bestimmte Dosierung eines Medikaments anspricht, weil seine Gene auf besondere Weise an- oder ausgeschaltet sind. Wenn das gelingt, bekommen alle das Medikament in genau der richtigen Dosis und Form – keine unnötigen Nebenwirkungen, kein »One size fits all« mehr, sondern passgenaue Behandlung. Wenn wir uns die Gene wieder wie einen Computercode vorstellen, wäre das Debugging (Fehlerbeseitigung) bei pharmazeutischen Produkten. Eine Aufgabe für Software-Experten. Es gibt in der Genmedizin auch Hardware-Profis: Die versuchen zum Beispiel, durch winzig kleine Nanopartikel oder minimalinvasive Spritzen gezielt Medikamente direkt zu den Zellen zu bringen, die sie brauchen, um dort auf epigenetischer Ebene »Reparaturen« durchzuführen.

Wir reden hier über eine medizinische Revolution, die nicht nur präziser, sondern auch um ein Vielfaches sanfter ist als alles, was wir bisher kennen. Und wenn Sie mich fragen: viel zu kompliziert gedacht. Haben wir nicht seit Jahrhunderten, seit Jahrtausenden schon die Möglichkeit, unseren eigenen Körper epigenetisch umzuprogrammieren – einfach, indem wir vernünftig kochen?

Auch Beeren sind Epidrugs

Ja, richtig gelesen: Auch gesundes Essen ist epigenetische Medizin. Pflanzenstoffe wie Flavonoide und Phenolsäuren können DNA-Methylierung und Histonmodifikationen beeinflussen – und ja, auch das ist wirksam gegen Krebs. Verstehen Sie mich bitte richtig: Es geht nicht darum, die Schulmedizin bei Krebs zu verteufeln – oft geht es nicht ohne. Aber gesunde Ernährung kann erheblich unterstützen. Von Forschern ist das längst bewiesen.[34]

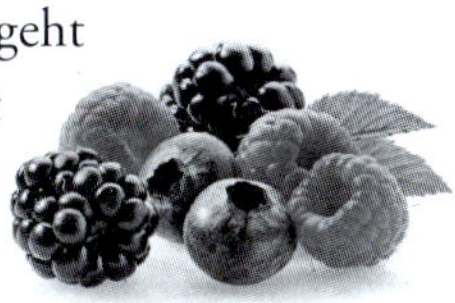

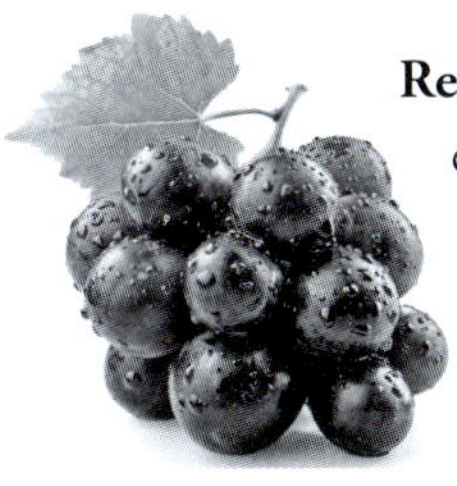

Resveratrol: Resveratrol, das in roten Trauben enthalten ist, beeinflusst die DNA-Methylierung und Histonmodifikation, was Krebszellen im Wachstum hemmen kann, indem es das Tumorsuppressor-Gen aktiviert.

Curcumin: Aus Kurkuma gewonnen, reduziert Curcumin die Aktivität von DNA-Methyltransferasen (DNMTs), die normalerweise die Krebszellproliferation fördern, und wirkt so hemmend auf die Tumorbildung.

Epigallocatechingallat (EGCG): Dieser Stoff aus grünem Tee blockiert DNMTs und verändert Histonmodifikationen, was dazu führt, dass die Krebszellen inaktiviert oder sogar zerstört werden.

Genistein: Dieses Isoflavon aus Soja reguliert die Expression krebshemmender Gene und hat Einfluss auf DNA-Methylierungsmuster, die zur Tumorsuppressor-Aktivität beitragen.

Quercetin: In Äpfeln und Zwiebeln enthalten, fördert Quercetin die Histonacetylierung und verbessert die Genexpression von Tumorsuppressor-Genen, wodurch die Ausbreitung von Krebszellen gehemmt wird.

Lycopin: Das Carotinoid aus Tomaten hat eine epigenetische Schutzfunktion, indem es DNA-Methylierungsmuster reguliert und Entzündungen, die zur Krebsentstehung beitragen können, abschwächt.

Apigenin: Dieses Flavon aus Kamille beeinflusst Histonmodifikationen und unterdrückt die Genexpression, die mit Krebs in Verbindung steht, was eine präventive Wirkung hat.

Sulforaphan: Ein Wirkstoff aus Brokkoli, der die Expression von Tumorsuppressoren verstärkt und die Methylierung von DNA-Regionen, die Krebszellen aktivieren, unterbindet.

Länger gut leben

Bis 2050 wird sich die Zahl der über 60-Jährigen laut WHO auf stolze 2,1 Milliarden verdoppeln. Das kann man als frohe Botschaft oder als Horrormeldung lesen – je nachdem, ob man sich zwei Milliarden über 60-Jährige als bedrohliche Rollator-Geschwader vorstellt oder als zwei Milliarden putzmuntere Menschen. Keine Frage, welche Vorstellung deutlich attraktiver ist – und eigentlich auch machbar.

DNA-Kuddelmuddel im Alter? Muss nicht sein

Wenn wir älter werden, werden unsere Genfäden ein wenig wirr. Denn das Chromatin, das die DNA schön verpackt, wird »locker«. In diesem Chaos häufen sich kleine Fehler an, die unseren Alterungsprozess beschleunigen. Das geschieht, weil bestimmte Proteine, die Histone, durch alternative Varianten ersetzt werden. Außerdem sitzen in älteren Zellen oft mehr DNA-Methylierungen an Promotern (den Startpunkten von Genen), wodurch Gene, die vorher aktiv waren, »abgeschaltet« werden. Insgesamt ist die gesamte DNA weniger methyliert, und das bringt Durcheinander. Aber das muss nicht passieren.

Denn: Wer fit bleibt, sich gesund ernährt und seine Kalorien im Blick hat, zeigt weniger von diesen epigenetischen Alterszeichen. Bei diesen Menschen bleibt das Chromatin schön »dicht verpackt«, die Genschalter stehen auf »gesund«. Wer sich um seinen Lebensstil kümmert, kann den epigenetischen Alterungsprozess also ordentlich bremsen. Das ist medizinisch bewiesen.[35]

Aber Sie können sich das auch selbst beweisen, wenn Sie sich anschauen, wie Triathleten über 60 aussehen, und sich daneben einen »Theken-Stammgast« über 60 vorstellen. Sie können mit 60 Jahren aussehen wie 40, sie können aber auch mit 40 aussehen wie 70. Und auch diese 70 wieder zurückdrehen. Zumindest ein gutes Stück.

Die epigenetische Uhr lässt sich verstellen

Altern ist *eben nicht automatisch* wie eine langsame, stetige Abfahrt auf einer Rolltreppe Richtung Gruft. Gut, das mit der Gruft lässt sich nicht verhindern, aber das Tempo der Rolltreppe lässt sich deutlich verringern. Die einen fahren sehr langsam und auch nicht immer bergab, bei den anderen geht es rasant immer nur runter. Eine der großen Entdeckungen in der Alternsforschung ist, dass das Altern nicht nur von unserer äußeren Lebenszeit abhängt, sondern auch von unserer inneren epigenetischen Uhr.

Diese Uhr richtet sich nach der Methylierung unserer Gene. Abzulesen zum Beispiel an super-langlebigen Franzosen, also Menschen über 100 Jahren. Diese Menschen und ihre Nachkommen hatten ein deutlich jüngeres epigenetisches Muster als ihre tatsächlichen Lebensjahre es hätten erwarten lassen – und zwar, bitte festhalten: bis zu 28 Jahre jünger. Dabei fanden die Forscherinnen und Forscher, dass spezielle DNA-Abschnitte bei diesen langlebigen Personen langsamer »ticken«. Und das ist sehr nützlich, denn damit kann man:[36]

Das individuelle Krankheitsrisiko bestimmen: Ein höheres biologisches Alter ist oft mit einem erhöhten Risiko für Krankheiten wie Herz-Kreislauf-Erkrankungen, Krebs und neurodegenerative Erkrankungen verbunden. Durch eine regelmäßige Überwachung des biologischen Alters kann man individuelle Risikofaktoren frühzeitig erkennen und **umsteuern, bevor es zu spät ist**.

Die Wirkung von Lebensstiländerungen messen: Mithilfe der epigenetischen Uhr kann untersucht werden, wie sich Veränderungen des Lebensstils (wie Sport oder Ernährungsumstellung) oder auch bestimmte Medikamente auf das biologische Altern auswirken.

Weil epigenetische Diagnostik für die meisten Menschen wohl noch eine Weile Zukunftsmusik ist und bleibt, halten wir kurz fest: Bei Menschen, die älter als 100 Jahre werden, tickt die Alterungsuhr langsamer –

biologisches und chronologisches Alter driften also auseinander. Das ist möglich. Und es ist eine Chance für uns alle. Wir müssen es ihnen nur nachmachen: epigenetisch richtig leben. Das ist grundsätzlich richtig und wichtig und für den Stoffwechsel schon lange verstanden. Jetzt ist es zusätzlich auf epigenetischer Ebene bewiesen und für gut befunden – jetzt brauchen Sie's nur noch zu tun:

**Gut essen – viel bewegen –
entspannt denken.**

Outro

Es gibt eine Welt der Leichtigkeit, der Mühelosigkeit, eine Welt, in der man gewinnt, ohne sich anzustrengen, eine Welt, in der Ihnen … Flügel wachsen, Sie abheben, schweben, Überblick haben so wie der Kondor in den Anden, oder der Adler über den Alpen im blauen Himmel schwebt, fliegt, gleitet, mühelos ohne einen einzigen Flügelschlag …

Diese Welt steht auch Ihnen offen. Das geheimnisvolle Türchen zu dieser Welt ist die wohl glücklichste Entdeckung, die der Mensch je gemacht hat – die Entdeckung der Epigenetik. Die hohe Kunst, Gene an- oder abzuschalten. Stumm stellen oder aktivieren. Dass wir unseren Genen nicht hilflos ausgeliefert sind, dass wir ihre Steuerung und damit unser Lebensglück ein Stück weit selbst in der Hand haben, dass wir selbstverantwortlich damit umgehen können – das hat auch mir persönlich eine Tür in eine neue Welt geöffnet: als Forscher, als Sportler, als Arzt.

Die Wahrheit hinter dieser Tür beweist Ihnen ja nicht nur jedes fröhlich spielende Kind, sondern auch die über 150 Naturvölker dieser Erde, die ganz anders leben als wir: ohne Zucker und Dauerstress, dafür mit Bewegung, frischer Luft und einem engen Miteinander. Mit dem Ergebnis, dass Krebs, Herzinfarkt, Diabetes, Depressionen, Demenz dort kaum bekannt sind. Naturvölker kennen den Schlüssel für diese Welt der Leichtigkeit. Kennen die hohe Kunst der Epigenetik, erfunden und gelehrt von der Evolution. Naturvölker hören zu, hören auf die Natur. Und leben mit der Natur – statt dagegen.

Das »Dagegen« ist für uns vermeintlich zivilisierte Menschen völlig selbstverständlich. Die wir die Welt asphaltieren, die Umwelt vergiften, mit Lärm zudröhnen und Wälder abholzen. Dass wir hauptsächlich in dunklen Zimmern leben, unbeweglich auf Bildschirme starren unter Dauerstress.

Ändern Sie Ihre Blickrichtung! Starren Sie bitte nicht vor Angst und Schrecken auf die Dunkelheit, auf all die Krankheiten, auf all das Böse in dieser Welt, kümmern Sie sich lieber, verwenden Sie die gleiche Energie besser, um Licht zu schaffen. Gesundheit. Glück. Ein unüberwindliches Immunsystem. Dann verschwindet die Dunkelheit ganz von allein.

Und die Welt wird leicht. Wird wieder hell. So wie Sie das mit vier, fünf Jahren tagtäglich erlebt haben. Erinnern Sie sich? Licht beseitigt ja nicht nur schreckliche Krankheiten, Licht heißt auch auf einem Bein herumhüpfen, voll innerlichen Glückes ein Lied trällern, sich – wieder – geborgen fühlen.

Das Türchen zu dieser neuen, strahlenden Welt heißt Epigenetik. Das lehrt uns die Evolution, also die Natur – ganz sicher nicht die Pharmaindustrie oder unsere Schulmedizin. Und was sagt uns die Evolution? Wie überredet man seine eigenen Gene, das Licht anzuknipsen? Sie wissen es längst (und doch ist es so schwer im Leben umzusetzen …):

Ernährung. Bewegung. Denken.

Jeden Tag laufen – Schritt für Schritt, Tag für Tag. Anfangs kleine Strecken, dann etwas weiter, ein wenig länger, bis es zur Selbstverständlichkeit wird, fast wie ein Reflex. Es ist mehr als Bewegung; es ist ein Ritual, das stärkt und trägt.

Dazu gehört, den Körper richtig zu nähren – mit dem, was er wirklich braucht: hochwertiges Eiweiß, lebenswichtige Vitamine, essenzielle Nährstoffe. Und ebenso, ihn vor dem zu bewahren, was ihm schadet: vor allem leere Kohlenhydrate.

Auch der Geist sucht seine Balance. Ordnung entsteht, wenn wir innehalten, den Lärm des Tages abschalten und Raum für Stille schaffen – mit einem täglichen Moment der Meditation.

Machen Sie das doch mal. Wirkt. Epigenetisch.

Versprochen!

Zusammenfassung: Blick in die Zukunft der Epigenetik

Epigenetische Mechanismen sind messbar und werden wahrscheinlich in Zukunft verstärkt zur Früherkennung von Krankheiten eingesetzt. Denn lange bevor Symptome auftreten, haben sich meist die Genschalter verändert. Mit der richtigen Ernährung, Sport und Stressabbau können sie wieder in die richtige Richtung gelenkt werden. Die Forschung beschäftigt sich aber auch mit anderen Möglichkeiten, mit der Herstellung sogenannter Epidrugs.

Epidrugs sind Medikamente, die epigenetische Fehlregulationen korrigieren sollen und bereits in der Krebstherapie erprobt werden. Auch bei Autoimmunerkrankungen, Stoffwechselstörungen und neurologischen Erkrankungen wie Alzheimer oder Parkinson könnten solche Medikamente eine wichtige Rolle spielen.

Die Genschere (CRISPR-Cas9) in Kombination mit Epidrugs könnte in Zukunft die Medizin revolutionieren, indem die Genschere präzise Veränderungen am ersten genetischen Code vornimmt und Epidrugs zusätzlich den zweiten genetischen Code, die Epigenetik, verändern.

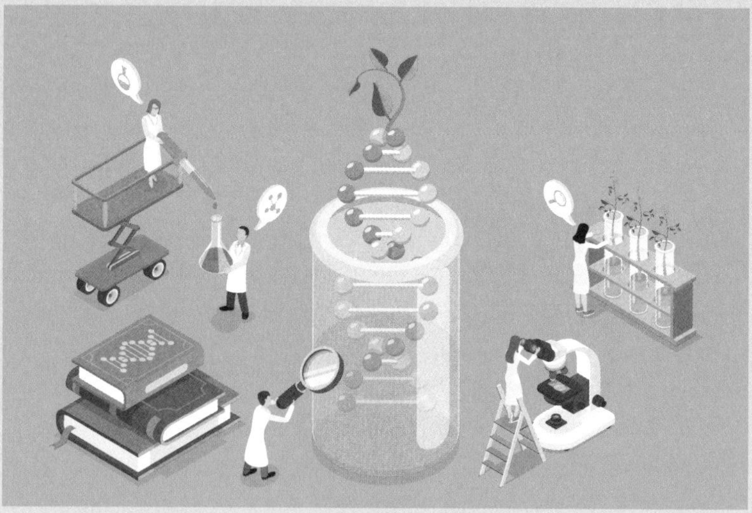

Ein besonders spannendes Forschungsfeld ist die epigenetische Steuerung der Langlebigkeit. Alterungsprozesse sind eng mit der Veränderung epigenetischer Marker verknüpft. Es ist denkbar, dass in Zukunft Epidrugs eingesetzt werden, um den Alterungsprozess zu verlangsamen.

Die Epigenetik hat unser Verständnis von Gesundheit revolutioniert. Während die traditionelle Medizin oft erst dann eingreift, wenn Krankheiten bereits ausgebrochen sind, ermöglicht die Epigenetik, präventiv zu handeln und Gesundheit aktiv zu steuern.

Epidrugs verändern epigenetische Mechanismen auf unterschiedliche Weise:

- Sie können das Anhängen von sogenannten Methylgruppen an die DNA verhindern, wodurch die Information von Genen, die zu selten abgelesen werden, erhöht wird.
- Sie können die Windungen der DNA lockern, wodurch die entsprechenden Gene häufiger abgelesen werden.
- Beeinflussung der sogenannten nicht-kodierenden RNAs wodurch die Herstellung von Proteinen auf der Grundlage der abgelesenen Gene verändert wird.

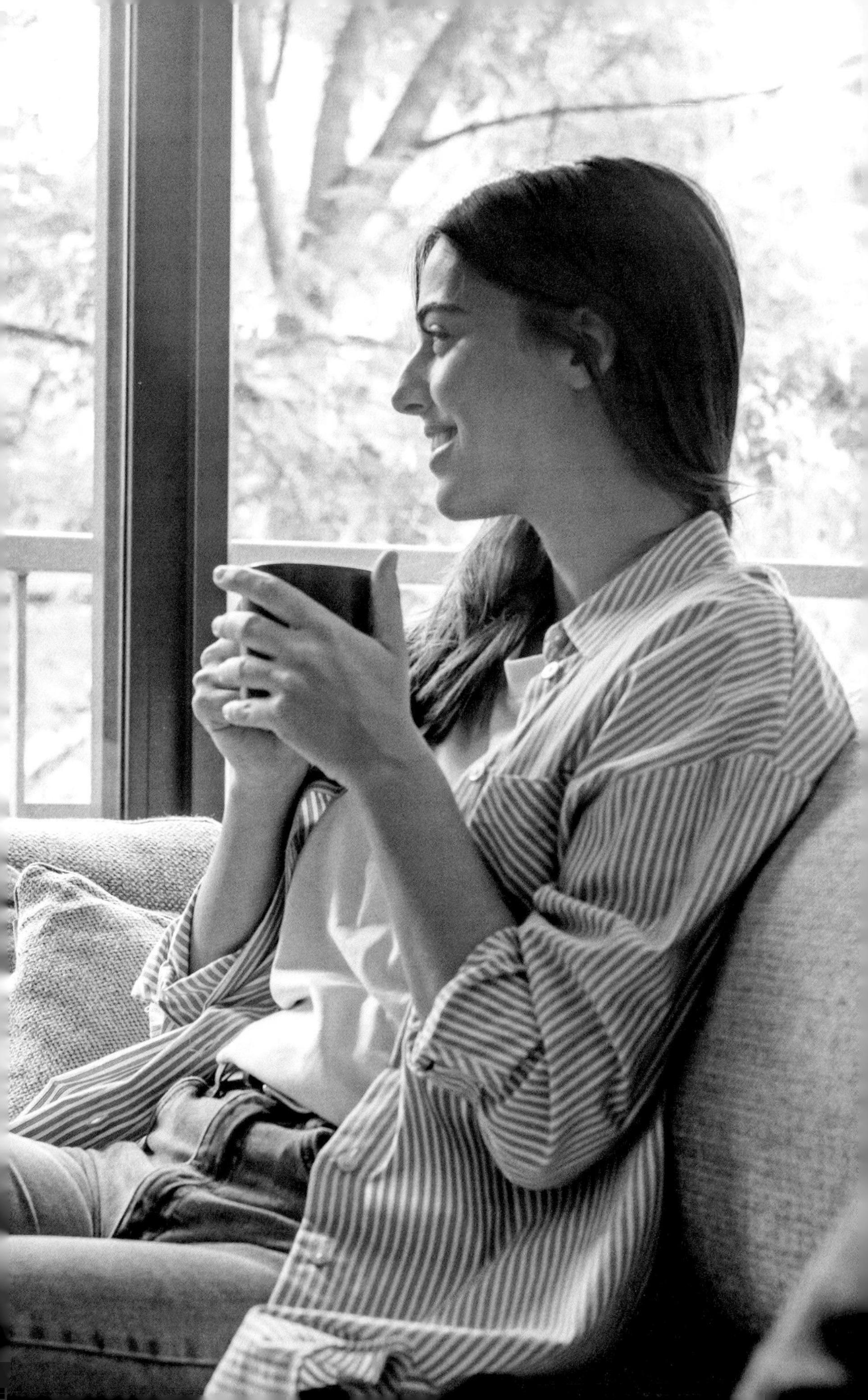

Die wichtigsten Nährstoffe für eine optimale Epigenetik

Der Lebensstil bestimmt zu einem großen Teil, welche Gene in einer gesunden Häufigkeit abgelesen werden, welche etwas zu häufig und welche zu selten. Wichtig sind Sport, möglichst wenig Stress, ausreichend Schlaf und positive Gedanken. Hilfreich sind auch eine Low-Carb- oder ketogene Ernährung mit viel Gemüse sowie hochwertigem Eiweiß. Bestimmte Nährstoffe wie die vitaminähnliche Substanz Cholin, die Aminosäure Methionin und einige B-Vitamine sind besonders wichtig für den Aufbau gesunder epigenetischer Muster. Viele unserer Lebensmittel enthalten jedoch weniger Nährstoffe als noch vor 50 Jahren. Deshalb ist es ratsam, bestimmte Stoffe mit Nahrungsergänzungsmitteln zu supplementieren.

Cholin, Methionin, SAM und Biotin für eine ausreichende Methylierung

Viele chronische Erkrankungen sowie der körperliche Alterungsprozess gehen mit einer generell zu geringen Methylierung der DNA einher. Dies führt zu Veränderungen in der Genexpression und kann zur Entstehung chronischer Krankheiten beitragen. Mangelnde Methylierungen wurden mit verschiedenen nicht übertragbaren Krankheiten in Verbindung gebracht, darunter Krebs, Fettleibigkeit, Diabetes, Herz-Kreislauf-Erkrankungen, Alzheimer und andere neurodegenerative Erkrankungen sowie Atemwegserkrankungen. Diese Veränderungen in den Methylierungsmustern können zahlreiche Regionen des Genoms betreffen. Je mehr Methylgruppen verloren gehen, desto eher treten Alterserscheinungen und Krankheiten auf.

Einer generell zu geringen Methylierung kann durch eine entzündungshemmende Ernährung, viel Bewegung, ausreichend Schlaf und Stressabbau entgegengewirkt werden. Außerdem muss die Ernährung ausreichend Methyldonoren enthalten. Das sind kleine Moleküle, die Methylgruppen zur Verfügung stellen, die dann an die DNA angehängt werden können. Besonders wichtige Methyldonoren sind Cholin, Methionin, Betain und einige B-Vitamine. Die B-Vitamine spielen im nächsten Unterkapitel eine größere Rolle.

Methionin ist eine schwefelhaltige essenzielle Aminosäure, die für den menschlichen Körper lebensnotwendig ist, da er sie nicht selbst herstellen kann. Sie muss daher mit der Nahrung aufgenommen werden. Methionin spielt insbesondere eine wichtige Rolle als Lieferant von Methylgruppen für die Synthese von S-Adenosylmethionin, der wichtigsten Substanz, die Methylgruppen an die DNA abgibt. Methionin ist besonders reichlich in Milchprodukten, Eiern, Fisch, Fleisch und

Geflügel enthalten, aber auch Sojabohnen und einige Nüsse enthalten nennenswerte Mengen.

Cholin ist ein wasserlösliches, vitaminähnliches Molekül und ein essenzieller Nährstoff für den Menschen. Der Körper kann Cholin zwar selbst herstellen, aber nicht in ausreichender Menge. Deshalb muss Cholin mit der Nahrung aufgenommen werden. Besonders reich an Cholin sind Eier und Leber, aber auch Fisch und Fleisch enthalten nennenswerte Mengen. Cholin wird im Körper zu Betain umgewandelt, das Methylgruppen liefert, die für die Remethylierung von Homocystein zu Methionin benötigt werden. Dieser Vorgang wird auf Seite 200 ff. genauer beschrieben.

Betain wird im Körper aus Cholin gebildet und ist daher nicht essenziell. Häufig wird jedoch zu wenig Cholin aufgenommen, sodass eine zusätzliche Zufuhr von Betain mit der Nahrung sinnvoll ist. Betain gehört zu den vitaminähnlichen Molekülen. Es wirkt indirekt als Methylgruppendonor, da es an der Bildung von S-Adenosylmethionin (SAM) beteiligt ist. Besonders reich an Betain sind Eidotter, Leber, Sonnenblumenkerne, Spinat und Rote Bete.

Tierisches Protein enthält die meisten Methyldonoren

Tierisches Protein spielt vor allem wegen seines hohen Gehalts an der Aminosäure Methionin eine wichtige Rolle als Methyldonor für die DNA-Methylierung und damit für die Gesundheit. Tierische Proteine, wie sie in Fleisch, Fisch, Eier und Milchprodukten vorkommen, sind reich an Methionin. Methionin ist zwar essenziell, aber nicht der einzige Methyldonor. Andere Nährstoffe wie Cholin, Betain und Folsäure tragen ebenfalls zum Methylierungszyklus bei und kommen sowohl in tierischen als auch in pflanzlichen Lebensmitteln vor. Eine Ernährung, die verschiedene Methylgruppendonoren aus unterschiedlichen Nahrungsquellen enthält, ist besonders wertvoll.

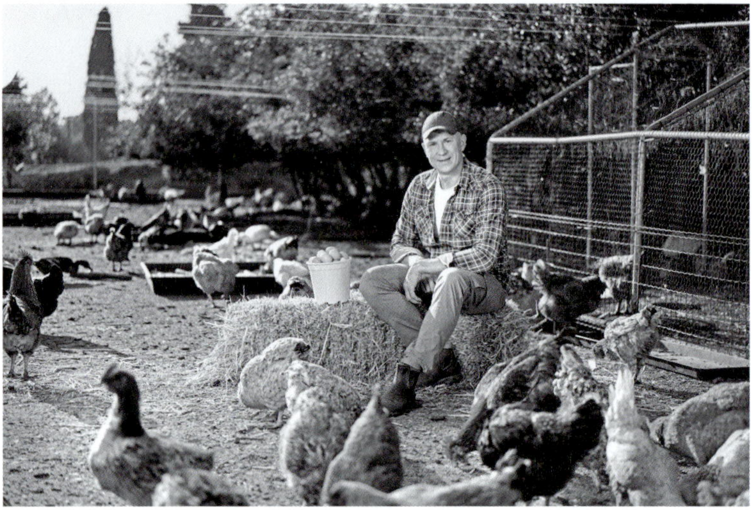

Im Gegensatz dazu kann eine Ernährung, die nur wenig Protein enthält, zu einem generellen Mangel an Methylgruppen führen, da nicht genügend Methyldonoren zur Verfügung stehen, um eine gesunde Methylierung aufrechtzuerhalten. Dies kann zu einer veränderten Genexpression führen, was wiederum zur Entwicklung chronischer Erkrankungen beitragen kann.

Wenn sich Frauen und Männer vor der Zeugung ihres Kindes eiweißarm ernähren, können ihre Kinder bereits mit einer generellen zu gering methylierten DNA zur Welt kommen. Diese Kinder haben ein erhöhtes Risiko, chronisch zu erkranken.

Methylgruppendonoren als Nahrungsergänzungsmittel

Sowohl Methionin als auch SAM, Cholin und Betain sind als Nahrungsergänzungsmittel erhältlich. Sie dienen jedoch nicht nur als direkte oder indirekte Methylgruppendonoren, sondern haben weitere Wirkungen. Methionin wird beispielsweise auch für die Synthese von

Glutathion benötigt, das eines der stärksten körpereigenen Antioxidantien ist. Daher ist die Einnahme von Methionin sowohl bei einem generellen Mangel an DNA-Methylierungen als auch bei schweren chronischen Entzündungen sinnvoll.

S-Adenosylmethionin (SAM) unterstützt hingegen die Produktion von Neurotransmittern und wird daher häufig zur Behandlung von Depressionen eingesetzt. Außerdem hilft es bei Leber- und Gelenkerkrankungen. In hohen Dosen kann SAM jedoch Magen-Darm-Beschwerden verursachen.

Cholin ist wiederum wichtig für die Gehirnfunktion und wird daher Schwangeren, Säuglingen und Kindern zur Unterstützung der Gehirnentwicklung gegeben. Aber auch bei Erwachsenen kann Cholin die Stressresistenz verbessern und wirkt sich positiv auf den Fettstoffwechsel und die Lebergesundheit aus. Vor allem bei veganer Ernährung besteht die Gefahr eines Cholinmangels.

Betain ist dagegen besonders wichtig für den Abbau des gefährlichen Homocysteins und hilft bei erhöhtem Homocysteinspiegel.

B-Vitamine und ihre Rolle in der DNA-Methylierung

B-Vitamine sind aus mehreren Gründen wichtig für ein gesundes epigenetisches Muster. Sie sind an der Methylierung der DNA und der Histonkomplexe beteiligt. Darüber hinaus sind sie an weiteren Prozessen zum Schutz der DNA involviert. Von besonderer Bedeutung ist jedoch ihre Rolle bei der Bildung von S-Adenosylmethionin, kurz SAM, einem der wichtigsten Methylgruppendonoren. S-Adenosylmethionin gibt Methylgruppen ab, die entweder direkt an die DNA oder an einen Histonkomplex angelagert werden und so die Ableserate dieser Genabschnitte verringern. Um ein gesundes Methylierungsmuster oder eine gesunde Histonmodifikation aufrechtzuerhalten, müssen die Methylgruppen außerdem ständig ersetzt werden. Auch hierfür wird S-Adenosylmethionin als Methylgruppendonor benötigt.

Der Homocystein-Methionin-Kreislauf

Im Körper entsteht Homocystein ständig durch die Abgabe von Methylgruppen durch S-Adenosylmethionin. SAM gibt Methylgruppen nicht nur an DNA oder Histonkomplexe ab, sondern auch an viele andere Moleküle. Dabei entsteht viel Homocystein. Homocystein ist aber ein gefährlicher Stoff und muss recycelt werden. Genau das geschieht im Homocystein-Methionin-Zyklus. Durch Zugabe einiger weiterer Stoffe wird aus dem gefährlichen Homocystein wieder das wertvolle S-Adenosylmethionin, das dann wieder Methylgruppen abgeben kann.

Bei vielen Menschen funktioniert das Recycling von Homocystein jedoch nicht richtig. Dadurch reichert sich Homocystein an. Erhöhte Homocysteinkonzentrationen werden mit einer Reihe von chronischen Erkrankungen wie Herz-Kreislauf-Erkrankungen, Krebs, Depressionen und Alzheimer in Verbindung gebracht. Schädlich ist aber nicht nur ein erhöhter Homocysteinspiegel, sondern vor allem ein Mangel an S-Adenosylmethionin. Dies kann zu einer Verminderung der Gesamtmethylierung führen. Sie ist typisch für viele chronische Krankheiten und den Alterungsprozess.

Der Homocystein-Methionin-Zyklus funktioniert bei vielen Menschen nicht mehr richtig, vor allem weil ihnen die Vitamine B_{12}, Folsäure (B_9), B_6 und B_2 fehlen. Diese Vitamine sowie Zink sind für die Funktion des Homocystein-Methionin-Kreislaufs unentbehrlich.

Wie der Methionin-Zyklus funktioniert

Methionin wird unter Verbrauch von ATP (Energiemolekülen) zu SAM umgewandelt. SAM fungiert als universeller Methylgruppendonor für verschiedene biochemische Reaktionen im Körper, wie zum Beispiel die Methylierung der DNA und der Histonkomplexe. Nach Abspaltung der Methylgruppe entsteht SAH, S-Adenosylhomocystein. SAH wird zu Homocystein umgewandelt. Homocystein wird dann mit einer Methylgruppe versehen. Diese Methylgruppe stammt von einer Substanz, die Folsäure (Vitamin B_9) enthält. Außerdem ist an der Reaktion ein bestimmtes Enzym beteiligt, das nur funktioniert, wenn ihm Vitamin B_{12} als Cofaktor zur Verfügung steht. Vitamin B_2 ist indirekt an der Reaktion beteiligt, da es ebenfalls als Cofaktor fungiert und an der Herstellung der folsäurehaltigen Substanz beteiligt ist. Schon hat sich neues Methionin gebildet, welches wieder zu S-Adenosylmethionin um-

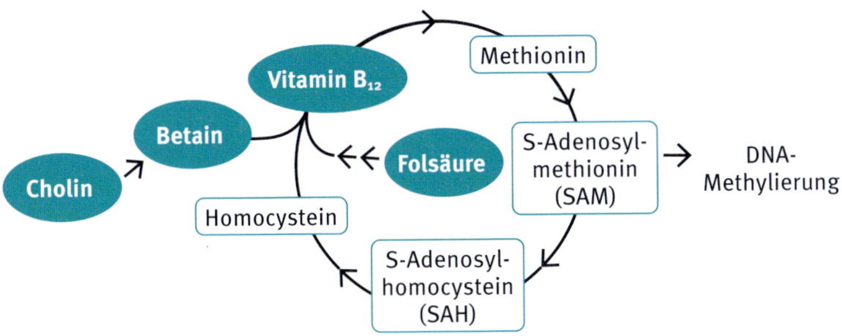

gebaut werden kann. SAM kann daraufhin wieder Methylgruppen an die DNA und an Histonkomplexe abgeben.

Ein Teil des Homocysteins wird jedoch nicht recycelt, sondern aus dem Kreislauf ausgeschieden. In drei Umwandlungsschritten entsteht daraufhin aus dem gefährlichen Homocystein das äußerst gesundheitsfördernde Glutathion, eines der stärksten körpereigenen Antioxidantien. Für zwei der Umwandlungsschritte wird allerdings Vitamin B_6 als Cofaktor benötigt.

Homocystein – ein wichtiger Indikator

Homocystein kann leicht im Blut gemessen werden. Erhöhte Werte wirken sich negativ auf die Epigenetik aus.

Der ideale Blutwert liegt zwischen 5 und 10 µmol/L.

Bei erhöhten Werten sollten die Vitamine B_{12}, Folsäure, B_6 und B_2 sowie Zink eingenommen werden. Außerdem helfen Cholin und Betain, den Homocysteinspiegel zu senken.

Ein gesunder Homocysteinspiegel deutet normalerweise auf eine ausreichende Produktion von S-Adenosylmethionin hin.

Weitere indirekt beteiligte B-Vitamine

Neben den bereits genannten B-Vitaminen sind auch Niacin (Vitamin B_3) und Pantothensäure (Vitamin B_5) für eine gesunde Epigenetik von Bedeutung.

Niacin spielt eine Rolle bei der DNA-Reparatur und steuert zusammen mit anderen Substanzen, welche Gene exprimiert werden. Pantothensäure ist an der Produktion verschiedener Hormone wie Vitamin D und den Schilddrüsenhormonen beteiligt und wirkt damit indirekt auf die Epigenetik.

Mit Arginin und Lysin eine gesunde Histonmodifikation ermöglichen

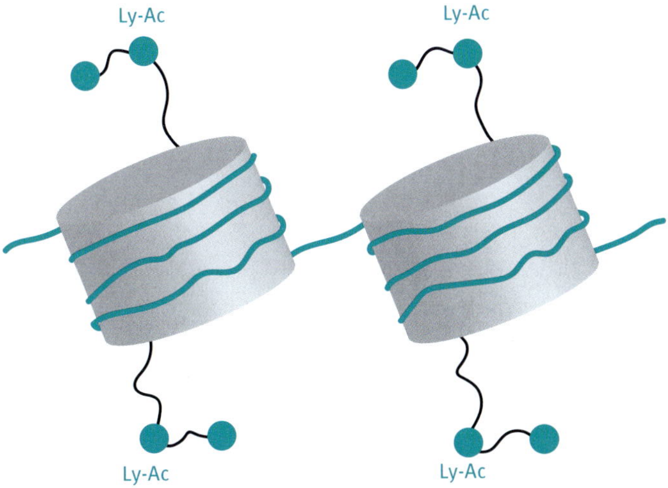

Sowohl die Aminosäure Lysin als auch Arginin sind Bestandteil der Histonkomplexe, um die die DNA gewickelt ist. Sie sind für epigenetische Veränderungen in Form von Histonmodifikationen besonders wichtig, da an beide Aminosäuren verschiedene chemische Gruppen angehängt werden. Besonders häufig werden Acetylgruppen an Lysin angehängt, wodurch sich die Wicklung um die Histonkomplexe lockert und die entsprechenden Gene häufiger exprimiert werden. Methylgruppen, wie sie auch bei der DNA-Methylierung verwendet werden, werden sowohl an Lysin als auch an Arginin angehängt. Sie führen entweder zu einer verstärkten Genexpression oder verringern die Häufigkeit, mit der ein Gen abgelesen und seine Information zum Bau bestimmter Proteine genutzt wird. Dies hängt davon ab, wo die Methylgruppen angehängt werden. Außerdem werden Ketone wie Propionat und Butyrat an Histonkomplexe angehängt oder entfernt, wodurch Gene entweder häufiger oder seltener abgelesen werden. Propionat und Butyrat werden hauptsächlich an das im Histon vorkommende Lysin angehängt.

Lysin und Arginin sind daher sehr wichtig, damit bestimmte epigenetische Veränderungen stattfinden können. Die Epigenetik ist ein noch sehr junges Forschungsgebiet, sodass bisher beim Menschen noch nicht explizit untersucht wurde, ob ein Mangel an Lysin und Arginin die Epigenetik beeinflusst. Es ist jedoch zu vermuten. Darüber hinaus gibt es Hinweise aus Studien an Schweinen, in denen epigenetische Veränderungen durch einen Mangel an Lysin im Futter festgestellt wurden.[37]

Vitamin D vermindert epigenetisches Altern

Mit zunehmendem Alter nimmt die DNA-Methylierung im gesamten Genom ab, außerdem verändern sich die Anhängsel an den Histonkomplexen. Es werden vermehrt Gene abgelesen, die Informationen für die Produktion von gesundheitsschädlichen Substanzen tragen, zum Beispiel für entzündungsfördernde Botenstoffe.

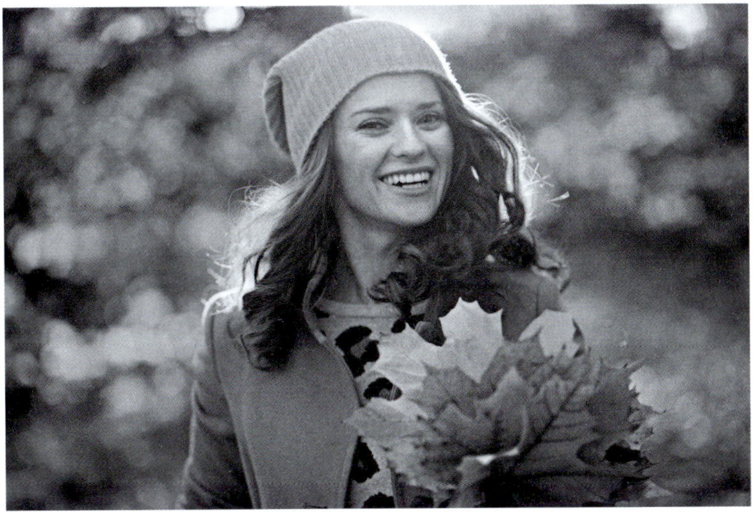

Bei einem Vitamin-D-Mangel treten einige dieser altersbedingten epigenetischen Veränderungen früher auf als bei einer guten Vitamin-D-Versorgung. Vitamin D verändert vor allem die gesamte epigenetische Landschaft positiv, wirkt aber auch ganz gezielt auf einige wenige epigenetische Schalter an bestimmten Genen. Die positiven Veränderungen, die durch Vitamin D hervorgerufen werden, verändern die Epigenetik größtenteils langfristig und verbessern so den Gesundheitszustand. Der Effekt kann sogar bis in die nächsten Generationen reichen.

Leidet eine werdende Mutter hingegen an einem Vitamin-D-Mangel, kann dies zu Störungen in der gesamten Epigenetik des Neugeborenen führen, wobei die Auswirkungen je nach Zelltyp unterschiedlich sind. Einige dieser gesundheitsschädlichen Veränderungen bleiben bis ins Erwachsenenalter bestehen. Andere können durch die Gabe von Vitamin D rückgängig gemacht werden. Für Frauen, die eine Schwangerschaft planen, ist es daher ratsam, ihren Vitamin-D-Spiegel testen zu lassen und bei einem Mangel Vitamin D einzunehmen. Auch für Neugeborene ist die zusätzliche Gabe von Vitamin D sehr wichtig.

Antioxidantien gegen oxidativen Stress und für epigenetische Stabilität

Oxidativer Stress entsteht, wenn zu viele freie Radikale im Körper vorhanden sind. Freie Radikale sind hochreaktive chemische Verbindungen, denen ein Elektron fehlt. Das fehlende Elektron macht sie sehr reaktionsfreudig. Sobald sie mit einem anderen Molekül in Kontakt kommen, das Elektronen abgeben kann, geschieht dies. Das Molekül, das ein oder mehrere Elektronen abgibt, wird dabei jedoch beschädigt.

Freie Radikale entstehen im Körper ständig bei üblichen Stoffwechselvorgängen. In geringen Mengen sind sie sogar nützlich für die Zellfunktionen. Problematisch wird es, wenn ihre Produktion überhandnimmt. Dies geschieht, wenn zu viel Energie aus Kohlenhydraten gewonnen wird, bei chronischem Stress und Schlafmangel, durch Rauchen und Alkoholkonsum, durch Luftverschmutzung und den Kontakt mit Giftstoffen sowie durch Infektionen und Verletzungen.

Freie Radikale greifen auch die DNA-Methylierung und Histonmodifikationen an und verändern die Expression nicht-kodierender RNA. Diese epigenetischen Veränderungen führen häufig zu Gesundheitsproblemen.

Antioxidantien machen freie Radikale unschädlich. Sie können Elektronen an freie Radikale abgeben, ohne dabei selbst geschädigt zu werden. Eines der wichtigsten körpereigenen Antioxidantien ist das Glutathion. Damit es im Körper in gesundheitsfördernden Mengen gebildet, aktiviert und regeneriert werden kann, ist eine gute Versorgung mit den drei Aminosäuren Glutaminsäure, Cystein und Glycin, den B-Vitaminen B_6, Folsäure (B_9) und B_{12}, den Mineralstoffen Selen und Magnesium sowie Vitamin C notwendig. Die Vitamine C und E wirken zudem als eigenständige Antioxidantien. Antioxidativ wirken auch verschiedene sekundäre Pflanzenstoffe, die vor allem in Gemüse und Beerenobst vorkommen (siehe Seite 209).

OXIDATIVER STRESS

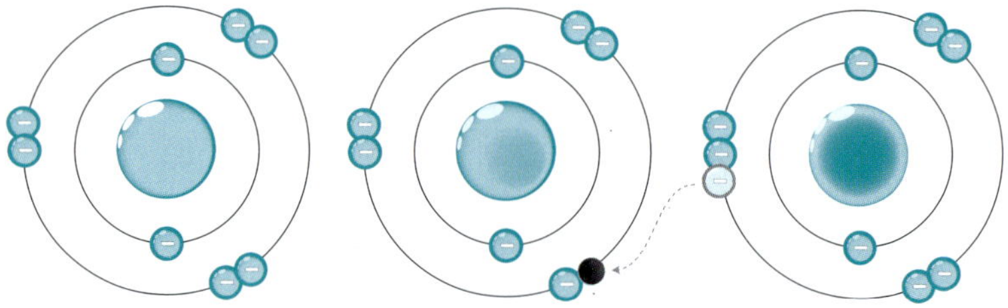

Durch die Neutralisierung freier Radikale schützen Antioxidantien die DNA-Methylierung, Histonmodifikationen und die Expression nichtkodierender RNA vor schädlichen Veränderungen. Antioxidantien tragen zur Aufrechterhaltung gesunder epigenetischer Muster bei und verhindern stressbedingte epigenetische Veränderungen.

Freie Radikale können auch den wichtigen Methylgruppendonor S-Adenosylmethionin (SAM) schädigen, was sich wiederum negativ auf die Methylierung von DNA und Histonkomplexen auswirkt. Antioxidantien neutralisieren freie Radikale und tragen so zur Aufrechterhaltung eines gesunden Pools an S-Adenosylmethionin (SAM) bei.

Antioxidantien allein werden jedoch niemals in der Lage sein, eine zu hohe Konzentration an freien Radikalen zu bekämpfen. Deshalb ist beides wichtig: ein Lebensstil, bei dem möglichst wenige freie Radikale entstehen, und eine ausreichende Versorgung mit Antioxidantien.

Das wichtige Antioxidans Vitamin C hat noch eine weitere Aufgabe. Es ist Cofaktor für eines der Enzyme, die Methylgruppen von der DNA entfernen. Manchmal ist es wichtig, dass die Information eines Gens vermehrt abgelesen wird, zum Beispiel wenn das Immunsystem reagiert oder der Energiebedarf durch Sport steigt. In diesen und vielen anderen Fällen trägt Vitamin C dazu bei, dass Methylgruppen von der DNA entfernt werden, bestimmte Gene vermehrt abgelesen und ihre Informationen zum Aufbau wichtiger Stoffe verwendet werden.

Was antioxidative sekundäre Pflanzenstoffe sind – und wo sie drinstecken

Sekundäre Pflanzenstoffe sind nicht nur farbenfrohe Begleiter in Gemüse und Obst, sondern wirken als kraftvolle Antioxidantien, die unsere Zellen vor Schäden schützen. Hier sind fünf der wichtigsten:

Flavonoide: Vor allem in Beeren (wie Blaubeeren und Himbeeren) sowie Zwiebeln, Grünkohl und Brokkoli enthalten. Sie schützen die Zellen vor oxidativem Stress.

Carotinoide: In Karotten, Spinat, Tomaten und Paprika zu finden. Diese Pflanzenstoffe sind starke Antioxidantien und fördern die Augengesundheit.

Polyphenole: Vorwiegend in Trauben, Äpfeln, Grüntee und Beeren. Sie wirken entzündungshemmend und unterstützen das Herz-Kreislauf-System.

Glucosinolate: In Kreuzblütlern wie Brokkoli, Blumenkohl und Kohl enthalten. Sie haben antioxidative Eigenschaften und tragen zum Schutz vor Krebs bei.

Anthocyane: Kommen in dunkelroten und blauen Früchten wie Brombeeren und Heidelbeeren vor. Sie wirken stark antioxidativ und schützen die Blutgefäße.

Mineralstoffe wirken als Cofaktoren

Viele Enzyme entfalten ihre Wirkung erst, wenn sie sich mit einem Mineralstoff verbinden. Mineralstoffe fungieren in diesen Fällen als sogenannte Cofaktoren. Damit es zu epigenetischen Veränderungen kommt, sind viele verschiedene Enzyme beteiligt. Es gibt Enzyme, die Methylgruppen an die DNA anheften oder wieder entfernen. Es gibt auch Enzyme, die Methyl- oder Acetylgruppen oder andere Substanzen an Histonkomplexe anhängen oder von ihnen entfernen. Auch an der Herstellung der nicht-kodierenden RNA sind eine ganze Reihe verschiedener Enzyme beteiligt.

Die folgenden Mineralstoffe spielen eine besonders wichtige Rolle bei der Unterstützung gesunder epigenetischer Prozesse:

Zink wirkt als Cofaktor für Enzyme, die Acetylgruppen von Histonkomplexen entfernen, und für ein Enzym, das Methylgruppen an die DNA anlagert. Dies sind zwei der häufigsten und wichtigsten epigenetischen Prozesse.

Eisen wird für die Aktivität eines Enzyms benötigt, das Methylgruppen von Histonkomplexen abspaltet. Außerdem ist es wichtig für die Energiegewinnung in Form von ATP. Energie wird für alle epigenetischen Veränderungen benötigt.

Magnesium sorgt dafür, dass einige Enzyme, die Methylgruppen an die DNA anheften, richtig funktionieren. Wie Eisen wird Magnesium auch für die Energieproduktion gebraucht, und Energie wird für jede epigenetische Veränderung benötigt.

Selen wirkt als Cofaktor für einige Enzyme, die Acetylgruppen von Histonkomplexen entfernen. Selen ist auch wichtig für die Synthese von Selenoproteinen, die wie Vitamin D oder Omega 3 die Epigenetik positiv beeinflussen.

Kalzium ist an Signalwegen beteiligt, die beispielsweise durch das Andocken von Vitamin D oder Omega 3 ausgelöst werden und letztlich zur Aktivierung bestimmter epigenetisch aktiver Enzyme führen.

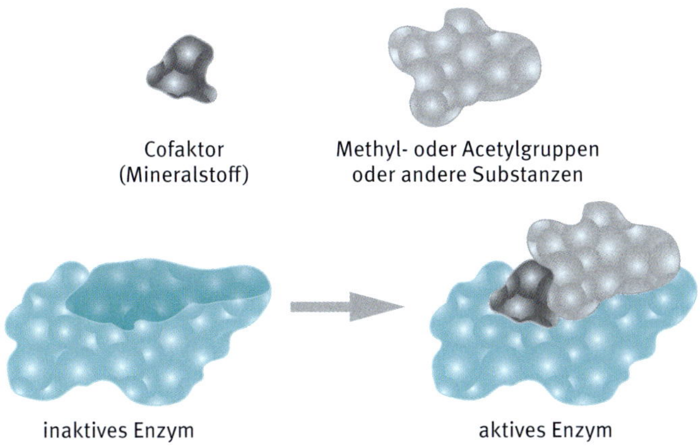

Omega 3 beeinflusst vor allem epigenetische Schalter der Gene des Immunsystems

Omega 3, insbesondere die beiden wichtigsten Omega-3-Fettsäuren EPA und DHA, beeinflussen die DNA-Methylierung und Histonmodifikationen, wodurch bestimmte Proteine vermehrt oder vermindert gebildet werden. Diese Veränderungen sind entscheidend für die Regulation verschiedener biologischer Prozesse, besonders stark steuern Omega-3-Fettsäuren Gene des Immunsystems und des Fettstoffwechsels.

Vor allem verändert sich die Methylierung an Genen, die Informationen für die Herstellung entzündungshemmender Botenstoffe tragen, positiv. Die Konzentration entzündungshemmender Botenstoffe steigt und chronische Entzündungsreaktionen nehmen ab. Auch an vielen anderen Stellen verändert sich die Methylierung durch Omega 3, sodass sich manche Immunzellen anders verhalten oder einige angegriffene Körperzellen nicht zu schnell in den programmierten Zelltod geschickt

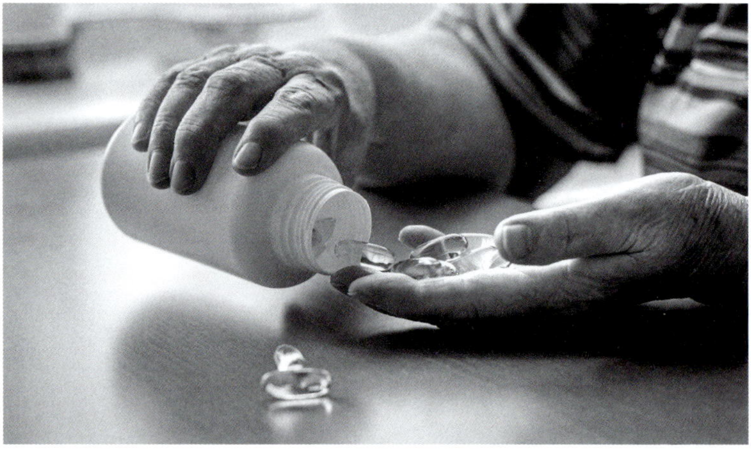

werden. Auch dadurch nehmen chronische Entzündungsreaktionen ab, was die Gesundheit insgesamt verbessert.

Besonders interessant ist der Einfluss der Omega-3-Fettsäuren auf einige epigenetische Schalter des Fettstoffwechsels, wodurch unter anderem mehr HDL-Cholesterin gebildet wird, was gesund ist. Außerdem können die Mitochondrien gespeichertes Fett besser zur Energiegewinnung nutzen, was ebenfalls gesund ist und beim Abnehmen hilft. Auch an anderen Stellen des Genoms kommt es zu Veränderungen, die dazu beitragen, dass mehr Fett zur Energiegewinnung genutzt wird. Das ist die gesündere Art der Energiegewinnung, da weniger freie Radikale entstehen. Wird viel Energie aus Fettsäuren oder Ketonen statt aus Glukose bzw. Kohlenhydraten gewonnen, gehen Entzündungen zurück.

Zusammenfassung: Die wichtigsten Nährstoffe für eine optimale Epigenetik

Ein zentraler Aspekt epigenetischer Veränderungen ist die Methylierung der DNA, ein Prozess, der durch bestimmte Nährstoffe wie Cholin, Methionin, SAM (S-Adenosylmethionin) und Biotin unterstützt wird. Eine unzureichende Methylierung wird mit chronischen Krankheiten wie Krebs, Diabetes, Alzheimer und dem Alterungsprozess in Verbindung gebracht.

Methyldonoren wie die B-Vitamine, insbesondere B_6, Folsäure (B_9) und B_{12}, spielen ebenfalls eine wichtige Rolle. Ein Mangel an diesen Nährstoffen kann zu epigenetischen Fehlsteuerungen führen.

Ein weiterer wichtiger epigenetischer Mechanismus sind Histonmodifikationen. Dabei werden chemische Gruppen an Histone, das sind Proteine, um die sich die DNA windet, angehängt oder entfernt. Dadurch ändert sich die Häufigkeit, mit der Gene abgelesen werden. Aminosäuren wie Arginin und Lysin tragen zu einer gesunden Histonmodifikation bei.

Vitamine und Omega-3-Fettsäuren können direkt als epigenetische Schalter wirken. Mineralstoffe wie Zink, Magnesium und Selen dienen dagegen als Cofaktoren für die Enzyme, die die epigenetischen Modifikationen vornehmen. Coenzyme sind notwendig, um diese Enzyme zu aktivieren.

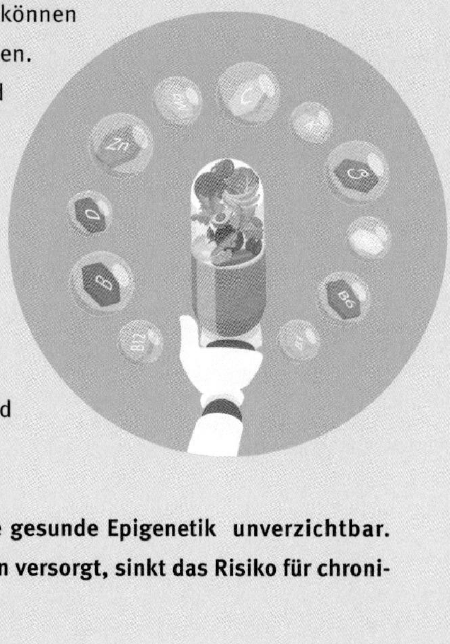

Antioxidantien wie Vitamin C, Vitamin E und sekundäre Pflanzenstoffe wirken epigenetisch stabilisierend und sind daher ebenfalls sehr wichtig.

> **Bestimmte Nährstoffe sind für eine gesunde Epigenetik unverzichtbar. Ist der Körper gut mit diesen Stoffen versorgt, sinkt das Risiko für chronische Erkrankungen.**

Wie die wichtigsten Nährstoffe für eine gesunde Epigenetik wirken:

- Methionin wird für die Synthese von S-Adenosylmethionin (SAM) benötigt, das wiederum für die Anlagerung von Molekülen an die DNA für epigenetische Prozesse entscheidend ist.
- Methionin reguliert epigenetische Prozesse, indem es die Proteine verändert, um die sich die DNA windet.
- B-Vitamine (B_6, Folsäure, B_{12}) sind essenziell für das Anlagern von Molekülen an die DNA und damit für die epigenetische Genregulation.
- Vitamin D reguliert die Häufigkeit, mit der Gene abgelesen und anhand ihrer Bauanleitungen Substanzen hergestellt werden, insbesondere von Immun- und Entzündungsgenen.
- Vitamin D verlangsamt epigenetische Alterungsvorgänge.
- Omega-3-Fettsäuren (EPA & DHA) beeinflussen die Aktivität von Genen, wodurch Entzündungsprozesse vermindert werden.
- Polyphenole (z.B. Resveratrol, Curcumin, Quercetin) regulieren epigenetische Schalter, indem sie die Proteine, um die sich die DNA windet, und die Anhängsel der DNA verändern.
- Zink und Magnesium regulieren die Expression von Stress- und Immunitätsgenen.

Stichwortverzeichnis

Quellen

1. Bekdash RA. Choline, the brain and neurodegeneration: insights from epigenetics. *Front Biosci (Landmark Ed)*. 2018;23(6):1113–1143. Published 2018 Jan 1. doi:10.2741/4636.
2. Ramos-Lopez O, Milagro FI, Riezu-Boj JI, Martinez JA. Epigenetic signatures underlying inflammation: an interplay of nutrition, physical activity, metabolic diseases, and environmental factors for personalized nutrition. *Inflamm Res*. 2021;70(1):29–49. doi:10.1007/s00011-020-01425y.
3. Cavallucci V, Pani G. The Leucine Catabolite and Dietary Supplement β-Hydroxy-β-Methyl Butyrate (HMB) as an Epigenetic Regulator in Muscle Progenitor Cells. *Metabolites*. 2021;11(8):512. Published 2021 Aug 4. doi:10.3390/metabo11080512.
4. Hassan YA, Helmy MW, Ghoneim AI. Combinatorial antitumor effects of amino acids and epigenetic modulations in hepatocellular carcinoma cell lines. *Naunyn Schmiedebergs Arch Pharmacol*. 2021;394(11):2245–2257. doi:10.1007/s00210-021-02140-z.
5. Kadayifci FZ, Zheng S, Pan YX. Molecular Mechanisms Underlying the Link between Diet and DNA Methylation. *Int J Mol Sci*. 2018;19(12):4055.
6. Safdar A, Bourgeois JM, Ogborn DI, et al. Endurance exercise rescues progeroid aging and induces systemic mitochondrial rejuvenation in mtDNA mutator mice. *Proc Natl Acad Sci U S A*. 2011;108(10):4135–4140. doi:10.1073/pnas.1019581108.
7. Franklin TB, Linder N, Russig H, Thöny B, Mansuy IM. Influence of early stress on social abilities and serotonergic functions across generations in mice. *PLoS One*. 2011;6(7):e21842. doi:10.1371/journal.pone.0021842.
8. Yehuda R, Daskalakis NP, Bierer LM, et al. Holocaust Exposure Induced Intergenerational Effects on FKBP5 Methylation. *Biol Psychiatry*. 2016;80(5):372–380. doi:10.1016/j.biopsych.2015.08.005.
9. Matosin N, Halldorsdottir T, Binder EB. Understanding the Molecular Mechanisms Underpinning Gene by Environment Interactions in Psychiatric Disorders: The FKBP5 Model. *Biol Psychiatry*. 2018;83(10):821–830. doi:10.1016/j.biopsych.2018.01.021.
10. Collins N, Phillips NLH, Reich L, et al. Epigenetic consequences of adversity and intervention throughout the lifespan: implications for public policy and healthcare. *Adv Res Sci*. 2020;1:205–216. doi:10.1007/s42844-020-00015-5.
11. Robert Koch-Institut (Hrsg) (2014) Daten und Fakten:
    Ergebnisse der Studie »Gesundheit in Deutschland aktuell 2012«.
    Beiträge zur Gesundheitsberichterstattung des Bundes. RKI, Berlin.

12. Schröder-Jürss A. Sie schrieb: »Meine Mutter hatte bei meiner Geburt 2,8 Promille«. *Die Zeit.* 25.06.2024. Unter: www.zeit.de/gesundheit/2024-06/fetale-alkoholspektrumstoerung-fas-alkohol-schwangerschaft-diagnose-behandlung/komplettansicht. Letzter Zugriff: 26.06.2024.
Duttge G. Der Alkoholkonsum während der Schwangerschaft: Die Faktenlage. *Medizinrecht.* 2023;41:431–434.
13. Stacy SL, Buchanich JM, Ma ZQ, et al. Maternal Obesity, Birth Size, and Risk of Childhood Cancer Development. *Am J Epidemiol.* 2019;188(8):1503–1511.
14. De Rooij SR, Bleker LS, Painter RC, Ravelli AC, Roseboom TJ. Lessons learned from 25 Years of Research into Long term Consequences of Prenatal Exposure to the Dutch famine 1944–45: The Dutch famine Birth Cohort. *Int J Environ Health Res.* 2022;32(7):1432–1446. doi:10.1080/09603123.2021.1888894.
15. Tserga A, Binder AM, Michels KB. Impact of folic acid intake during pregnancy on genomic imprinting of *IGF2/H19* and 1-carbon metabolism. *FASEB J.* 2017;31(12):5149–5158. doi:10.1096/fj.201601214RR.
16. Lumey LH, van Poppel FWA. The Dutch Famine of 1944–45 as a human laboratory: Changes in the early life environment and adult health. In: Lumey LH, Vaiserman A, eds. *Early Life Nutrition and Adult Health and Development.* Nova Science Publishers; 2013. Accessed online: https://publ.nidi.nl/output/2013/lumey-2013-nutrition-health-famine.pdf. Letzter Zugriff 26.06.2024.
17. Fernandez-Sanjurjo M, Pinto-Hernandez P, Dávalos A, et al. Next-generation sequencing reveals that miR-16–5p, miR-19a-3p, miR-451a, and miR-25–3p cargo in plasma extracellular vesicles differentiates sedentary young males from athletes. *Eur J Sport Sci.* 2024;24(6):766–776. doi:10.1002/ejsc.12087.
18. Altman J. Autoradiographic investigation of cell proliferation in the brains of rats and cats. *Anat Rec.* 1962;133(3):373–391. doi:10.1002/ar.1091330308.
19. van Praag H, Christie BR, Sejnowski TJ, Gage FH. Running enhances neurogenesis, learning, and long-term potentiation in mice. *Proc Natl Acad Sci U S A.* 1999;96(23):13427–13431. doi:10.1073/pnas.96.23.13427.
20. Nokia MS, Lensu S, Ahtiainen JP, et al. Physical exercise increases adult hippocampal neurogenesis in male rats provided it is aerobic and sustained. *J Physiol.* 2016;594(7):1855–1873. doi:10.1113/JP271552.
21. Yu L, Almeida QJ, Silva AF, He L. Editorial: Exercise-induced neuroplasticity in neurodegeneration diseases. *Front Neurosci.* 2023;17:1296291. Published 2023 Sep 29. doi:10.3389/fnins.2023.1296291.
22. van der Knaap LJ, Riese H, Hudziak JJ, et al. Glucocorticoid receptor gene (NR3C1) methylation following stressful events between birth and adolescence. The TRAILS study. *Transl Psychiatry.* 2014;4(4):e381. Published 2014 Apr 8. doi:10.1038/tp.2014.22.

23. Kaliman P, Alvarez-López MJ, Cosín-Tomás M, Rosenkranz MA, Lutz A, Davidson RJ. Rapid changes in histone deacetylases and inflammatory gene expression in expert meditators. *Psychoneuroendocrinology*. 2014;40:96–107. doi:10.1016/j.psyneuen.2013.11.004.
24. Wilker S, Vukojevic V, Schneider A, et al. Epigenetics of traumatic stress: The association of NR3C1 methylation and posttraumatic stress disorder symptom changes in response to narrative exposure therapy. *Transl Psychiatry*. 2023;13(1):14. Published 2023 Jan 19. doi:10.1038/s41398-023-02316-6.
25. Ziegler C, Grundner-Culemann F, Schiele MA, et al. The DNA methylome in panic disorder: a case-control and longitudinal psychotherapy-epigenetic study. *Transl Psychiatry*. 2019;9(1):314. Published 2019 Nov 21. doi:10.1038/s41398-019-0648-6.
26. Schiele MA, Gottschalk MG, Domschke K. The applied implications of epigenetics in anxiety, affective and stress-related disorders – A review and synthesis on psychosocial stress, psychotherapy and prevention. *Clin Psychol Rev*. 2020;77:101830. doi:10.1016/j.cpr.2020.101830.
27. Lykken D, Tellegen A. Happiness is a stochastic phenomenon. *Psychol Sci*. 1996;7(3):186–189. doi:10.1111/j.1467-9280.1996.tb00355.x.
28. Oh M, Yoon NH, Kim SA, Yoo HJ. Epigenetic Insights into Autism Spectrum Disorder: DNA Methylation Levels of NR3C1, ASCL1, and FOXO3 in Korean Autism Spectrum Disorder Sibling Pairs. *Clin Psychopharmacol Neurosci*. 2024;22(4):635–645. doi:10.9758/cpn.24.1188.
29. Davalos V, Esteller M. Cancer epigenetics in clinical practice. *CA Cancer J Clin*. 2023;73(4):376–424. doi:10.3322/caac.21765.
30. Soler-Botija C, Gálvez-Montón C, Bayés-Genís A. Epigenetic Biomarkers in Cardiovascular Diseases. *Front Genet*. 2019;10:950. Published 2019 Oct 9. doi:10.3389/fgene.2019.00950.
31. Raciti GA, Longo M, Parrillo L, et al. Understanding type 2 diabetes: from genetics to epigenetics. *Acta Diabetol*. 2015;52(5):821–827. doi:10.1007/s00592-015-0741-0.
32. Liu M, Zhang Z, Zhang W, Liu SM. Advances in biomarker discovery using circulating cell-free DNA for early detection of hepatocellular carcinoma. *WIREs Mech Dis*. 2023;15(3):e1598. doi:10.1002/wsbm.1598.
33. Sulewska A, Pilz L, Manegold C, Ramlau R, Charkiewicz R, Niklinski J. A Systematic Review of Progress toward Unlocking the Power of Epigenetics in NSCLC: Latest Updates and Perspectives. *Cells*. 2023;12(6):905. Published 2023 Mar 15. doi:10.3390/cells12060905.
34. Bouyahya A, Mechchate H, Oumeslakht L, et al. The Role of Epigenetic Modifications in Human Cancers and the Use of Natural Compounds as Epidrugs: Mechanistic Pathways and Pharmacodynamic Actions. *Biomolecules*. 2022;12(3):367. Published 2022 Feb 25. doi:10.3390/biom12030367.
35. Rajado AT, Silva N, Esteves F, et al. How can we modulate aging through nutrition and physical exercise? An epigenetic approach. *Aging (Albany NY)*. 2023;15(8):3191–3217. doi:10.18632/aging.204668.

36. Daunay A, Hardy LM, Bouyacoub Y, et al. Centenarians consistently present a younger epigenetic age than their chronological age with four epigenetic clocks based on a small number of CpG sites. *Aging (Albany NY).* 2022;14(19):7718–7733. doi:10.18632/aging.204316; Li A, Koch Z, Ideker T. Epigenetic aging: Biological age prediction and informing a mechanistic theory of aging. *J Intern Med.* 2022;292(5):733–744. doi:10.1111/joim.13533.
37. Marín-García PJ, Llobat L. How Does Protein Nutrition Affect the Epigenetic Changes in Pig? A Review. *Animals (Basel).* 2021;11(2):544.